LA
MÉDICATION DE CHALLES

SON ACTION PHYSIOLOGIQUE

SON ACTION THÉRAPEUTIQUE. — SES INDICATIONS

Par le Docteur ROYER

Médecin-Inspecteur des Eaux de Challes
Membre de la Société d'Hydrologie médicale de Paris
Chevalier de la Légion d'honneur

PARIS

IMPRIMERIE F. LEVÉ

17, RUE CASSETTE, 17

—

1891

LA

MÉDICATION DE CHALLES

LA
MÉDICATION DE CHALLES

SON ACTION PHYSIOLOGIQUE

SON ACTION THÉRAPEUTIQUE. — SES INDICATIONS

Par le Docteur ROYER

Médecin-Inspecteur des Eaux de Challes
Membre de la Société d'Hydrologie médicale de Paris
Chevalier de la Légion d'honneur

PARIS

IMPRIMERIE F. LEVÉ

17, RUE CASSETTE, 17

—

1891

PREFACE

Dans une étude complète de la station de Challes, publiée en 1883 (1), j'ai passé successivement en revue, après un court exposé historique, la topographie, le climat et la géologie de la contrée; le régime et l'aménagement de la source de Challes; les propriétés physiques, chimiques et l'analyse de ses eaux ; la description de l'établissement où elles sont administrées; leur action physiologique, leur action thérapeutique, et enfin leurs indications.

Depuis, à part la création de trois salles nouvelles de pulvérisation et d'autres améliorations importantes effectuées dans l'Établissement, les conditions générales de la station sont restées ce qu'elles étaient; de sorte qu'il n'y a pas lieu de revenir sur leur sujet. Mais il n'en est pas de même pour ce qui concerne l'action des eaux de Challes. Mon expérience à son endroit s'est accrue de l'observation de tous les cas dans lesquels j'en ai prescrit et suivi l'application, durant ce long intervalle, et il m'est permis aujourd'hui de parler des effets de cette action et de fixer les indications de la médication hydrominérale avec une précision et, je crois pouvoir ajouter, avec une autorité plus grandes que par le passé.

En outre, un fait important s'est accompli; les doctrines microbiennes sont nées et ont pris dans la pathogénie une place qui grandit chaque jour davantage. Bien que jusqu'ici on n'ait pas reconnu qu'elles exerçassent une influence sur la médication et sur la thérapeutique thermales, elles prêtent cependant à quelques considérations.

(1) D*r* ROYER. *Rapport général sur la station hydrominérale de Challes.* In-8°, 110 pages. Chambéry, 1883.

1

Telles sont les raisons qui nous ont engagé à écrire ce travail. Nous le commencerons par un court avant-propos relatif à la composition, à l'analyse et aux modes d'emploi de l'eau de Challes, dont nous étudierons ensuite la médication aux points de vue de son action physiologique, de son action thérapeutique et de ses indications.

LA MÉDICATION DE CHALLES

SON ACTION PHYSIOLOGIQUE ; SON ACTION THÉRAPEUTIQUE,
SES INDICATIONS

AVANT-PROPOS

COMPOSITION, ANALYSE ET MODE D'EMPLOI DE L'EAU DE CHALLES

Challes-les-Eaux est une petite commune du département de la Savoie, située à cinq kilomètres de Chambéry, dans la vallée de ce nom. La source à laquelle elle doit sa notoriété, découverte en 1841, a vivement excité, à sa naissance, l'intérêt du monde médical, tout d'abord par sa composition exceptionnelle et ensuite par ses cures merveilleuses, publiées par le Dr Domenget, son parrain et son apôtre.

L'eau de Challes est sulfureuse, bicarbonatée, iodurée et bromurée sodique. Froide (10°,5), ce qui n'est pas le cas ordinaire des sulfurées sodiques, elle est surtout remarquable par la richesse de sa sulfuration, qui lui a valu le nom « d'essence d'eau sulfureuse » (C. James), et par celle de son alcalinité, qu'elle doit à la soude, représentée, sous forme de bicarbonate seulement, par 0 gr. 9773. Certaines eaux, alcalines pures, en contiennent moins. L'iode et le brome achèvent de caractériser l'eau de Challes. Ses autres éléments, le chlorure de sodium à part, se retrouvent dans la généralité des eaux minérales et ne méritent pas de mention spéciale. Trois analyses complètes de l'eau de Challes ont été faites ; je rapporte celle de Willm, la dernière en date.

Analyse de l'eau minérale de Challes faite, en 1877, par Willm, chef des travaux chimiques à la Faculté de médecine de Paris.

	Température 10°,5	Grande source
Titre sulfhydrométrique..............	0 gr. 2054 à 0 gr. 2127 (soufre)	
Gaz carbonique (par ébullition pendant le dépôt des carbonates)............		0gr0675
Azote......................		24 cc. 3
Dépôt { Carbonate de calcium..........		0gr0772
Dépôt } Carbonate de magnésium........		0.0496
Total par litre..............		0.1268

Principes restés dissous		
Silice.......................		0.0227
Alumine.....................		0.0050
Sulfhydrate de sodium............		0.3594
Carbonate de sodium.............		0.5952 (1)
Sulfate de sodium..............		0.0638
Chlorure de sodium..............		0.1554
Bromure de sodium..............		0.00376
Iodure de sodium...............		0.01235
Total par litre..............		1.21851
Total général................		1.34531

Après cette analyse, on lira avec intérêt le tableau comparatif suivant de la sulfuration des principales sources françaises. Il montre bien le degré d'exception de celle de Challes.

		Soufre		Monusulfure de sodium
Challes........................	Willm	0.2127 équivalant à 0 gr. 513		
Saint-Boès		0.0533	—	0.130
Gamarde................		0.0508	—	0.124
Enghien....................		0.0434	—	0.106
Cadéac..................		0.0320	—	0.078
Luchon (Bayen).............		0.0291	—	0.071
Barèges (Tambour)...........		0.0164	—	0.040
Ax (Viguerie).............		0.0098	—	0.024
Eaux-Bonnes (Vieille)........		0.0086	—	0.021
Cauterets (César)............		0.0077	—	0.019

(Garrigou.)

(1) Correspond à 0 gr. 9773 de bicarbonate.

La station de Challes est dotée d'un Établissement depuis 1876. Bien que de date récente, il a déjà reçu des améliorations nombreuses, et il est même en train de subir des agrandissements nécessités par l'accroissement de sa clientèle et par le perfectionnement de son instrumentation. Buvette, salles d'inhalation, de pulvérisation, d'irrigation nasale, de gargarisme, de douches, cabinets de bain, représentent les parties de son aménagement destinées à l'administration de l'eau de Challes. La pulvérisation a pris à notre station un grand développement, justifié par les résultats thérapeutiques qu'elle procure. Trois salles et trois cabinets lui sont réservés; ces derniers munis d'appareils en permettant l'application sur toutes les régions du corps. Challes possède les deux systèmes de pulvérisation, par la vapeur et par brisement. Le premier lui est en quelque sorte exclusif et forme sa spécialité. Nous désignons plus volontiers du nom de « douche pulvérisée » le jet puissant qu'il fournit.

La découverte du bacille de Koch a été le point de départ d'une campagne contre l'inhalation et la pulvérisation faites en commun. On accusa les salles fréquentées par des malades atteints d'affections diverses des voies respiratoires, les unes tuberculeuses, les autres simples, d'être, pour ces dernières, des foyers de contagion. La notion exacte du mécanisme du contage, que quelques précautions suffisent à conjurer. a fait revenir depuis sur la rigueur de cette opinion. Renfermé dans le tissu pulmonaire tuberculeux, le bacille ne se trouve jamais dans l'air expiré par le phtisique; il n'est rejeté au dehors qu'avec les crachats qui résultent de la fonte purulente de ce tissu. Ce sont les poussières, provenant de ces crachats desséchés, qui sont les agents d'infection, et encore, pour que celle-ci se produise, faut-il que la graine ou le bacille tombe sur un terrain convenablement préparé. La nécessité de l'intervention de toutes ces conditions rend la contagion de la tuberculose beaucoup moins simple qu'elle n'apparaît au premier abord. C'est l'opinion qu'expriment. avec juste raison, les Drs Hutinel et Grancher, dans leur remarquable article du *Dictionnaire encyclopédique* sur la phtisie. lorsqu'ils disent :

« Des maladies infectieuses que nous connaissons, elle est peut-être la moins contagieuse. »

Dans nos salles, les chances de contagion sont nulles pour les raisons suivantes : Continuellement aérées par de hautes et larges fenêtres, dans l'intervalle des heures de service, elles contiennent, en nombre suffisant, des crachoirs en dehors desquels il est interdit de cracher par une recommandation spéciale. Ces crachoirs sont vidés chaque soir ; leur contenu est incinéré et ils ne sont remis en place qu'après avoir été lavés à l'eau courante. Deux fois par jour, le sol de chaque pièce, recouvert de ciment, est essuyé avec une toile mouillée, et deux fois par semaine lavé à la brosse. Au bacille ayant, par hasard, échappé à tous les nettoyages, l'atmosphère chargée d'hydrogène sulfuré serait un milieu peu favorable et dans lequel il ne pourrait, en outre, rester suspendu en étant toujours précipité par le spray des appareils en marche.

J'ajoute que les phtisiques qui viennent à la station sont en très petit nombre, l'indication des eaux de Challes dans la tuberculose pulmonaire étant peu connue, ou n'étant pas appréciée à sa valeur.

C'est donc sans crainte et sans arrière-pensée de contagion possible que nos salles d'inhalation et de pulvérisation doivent être fréquentées.

CHAPITRE PREMIER

ACTION PHYSIOLOGIQUE DE L'EAU DE CHALLES.

L'action physiologique de l'eau de Challes doit être étudiée dans les effets qui accompagnent et suivent : 1° son application topique; 2° son ingestion.

§1ᵉʳ. Action topique de l'eau de Challes.

Appliquée sur la peau au moyen d'une compresse, l'eau de Challes, si l'application est momentanée, ne provoque pas d'autre sensation que celle communiquée par sa température. Si, au contraire, son contact est prolongé; si on imbibe à nouveau la compresse par intervalles rapprochés, elle produit une légère excitation de la peau, qui se traduit par une teinte rosée de sa surface et par une sensation très fugace de chaleur. Le phénomène se développe d'autant plus que la peau est plus fine et plus délicate.

L'action sur les muqueuses est de même nature et également ressentie; non appréciable si le contact n'est que passager; avec excitation, dans le cas contraire. A ce point de vue, il convient de noter la sensibilité de la muqueuse rectale, beaucoup plus grande que celle de toutes les autres.

L'action topique de l'eau de Challes est donc excitante.

En outre de la durée de contact, la température de l'eau est un second facteur qui augmente l'intensité de l'excitation produite. Celle-ci est en rapport direct avec ces deux conditions. Elle reste purement locale, si l'application est restreinte dans son étendue; mais elle donne lieu à des phénomènes généraux si le corps entier y est exposé, comme dans le bain, par exemple. Alors, à la fluxion qui se produit du côté de la peau, avec picotements, rougeurs, s'ajoutent de l'agitation nerveuse et de l'accélération du pouls, qui peut aller jusqu'à l'insomnie et à la fièvre.

Le bain, à Challes, n'est jamais donné avec de l'eau minérale pure et, dans la pratique, l'excitation est maintenue dans de sages limites par un dosage de l'eau progressif et approprié à chaque état morbide. On s'applique à ne produire que des effets de stimulation qui n'obligent jamais à interrompre le traitement.

§ 2. Action de l'eau de Challes ingérée.

Nous allons suivre l'action de l'eau de Challes ingérée dans les effets qui accompagnent et suivent : 1° son ingestion et son absorption; 2° son élimination.

1° *Effets d'ingestion et d'absorption*. — L'eau de Challes se boit à la source, facilement et sans répugnance, grâce à sa température, à sa limpidité, à sa parfaite neutralité, à son peu d'o—deur, à sa saveur franchement sulfureuse et légèrement amère que certaines personnes même trouvent plaisir à déguster. Sa digestibilité est à peu près générale et les enfants, en particulier, la supportent parfaitement bien. Sa tolérance peut, du reste, être poussée très loin, ainsi qu'on en peut juger, à chaque saison, par la manière de faire de certaines personnes, indociles ou sans direction, qui, à leurs risques et périls, ingèrent et digèrent deux litres d'eau par vingt-quatre heures, et même quelquefois plus. Exceptionnellement, quelques personnes, dans les premiers jours où elles font usage de l'eau de Challes et immédiatement après avoir bu, éprouvent un peu de pesanteur à l'estomac et d'autres émettent quelques renvois d'œufs couvés. Ces dernières sont généralement des dyspeptiques, avec pyrosis ou flatulence habituels. Chez elles, l'incommodité n'est que passagère et disparaît en même temps que les qualités eupeptiques de l'eau de Challes ont raison de la cause qui la produisait. Quant à la sensation de lourdeur, quelques cuillerées à café de sirop d'écorces d'oranges amères, ajoutées à chaque prise d'eau, en font facilement justice dans les cas où elle ne se dissipe pas promptement d'elle-même.

L'absorption de l'eau de Challes commence dans l'estomac et se continue dans l'intestin. La plupart de ses éléments, tels que l'iodure, le bromure, le chlorure de sodium, etc., sont absorbés sans modifications. D'autres sont plus ou moins décomposés ; tel le bicarbonate de soude qui neutralise en partie les acides de l'estomac, et, en empêchant leur action de s'exercer en totalité sur le sulfhydrate de sodium, retarde la décomposition brusque de ce dernier corps et facilite, par là, singulièrement la digestion de l'eau de Challes.

Le sulfhydrate de sodium subit dans le tube digestif une transformation analogue à celle que lui inflige le contact de l'air. Il rencontre, en effet, dans l'estomac de l'air avalé avec la salive et de l'acide carbonique ; dans l'intestin, de plus grandes quantités encore de ce dernier corps. En présence de ces gaz, il se décompose lentement en hydrogène sulfuré qui reste dissous probablement et est absorbé sous forme liquide, à mesure qu'il se produit, et en polysulfures, puis en hyposulfites et en soufre.

Chez les dyspeptiques, avec pyrosis ou flatulence, la prédominance, soit des acides gastriques, soit de l'acide carbonique, détermine une décomposition plus rapide du sulfhydrate de sodium, et par conséquent une production plus rapide également d'hydrogène sulfuré. Ce dernier corps ne trouvant pas un liquide suffisant pour se dissoudre en totalité, sa portion non dissoute est rejetée sous forme de renvois, ainsi que je l'ai exposé plus haut.

Le soufre reste dans le tube digestif, où il subit sans doute des transformations secondaires au contact des liquides intestinaux.

Les hyposulfites et l'hydrogène sulfuré sont absorbés par les veines et circulent avec le liquide sanguin, pendant un temps plus ou moins long.

Il en est de même des iodures, bromures, chlorures, etc.

Quant à l'impression que le sang reçoit du contact de ces corps, il est difficile, dans l'état actuel de la science, d'en expliquer la nature intime. On sait cependant que le bicarbonate de soude, introduit dans la circulation, augmente l'activité des oxydations et, d'après les travaux de Pupier, de Lalaubie, Martin-Damourette et Jades, le nombre des globules du sang.

Suivant Lambron, les hyposulfites de soude sont également des éléments de reconstitution globulaire.

Quant à l'hydrogène sulfuré, des expériences démontrent qu'il exerce une action intime sur l'hémoglobine, surtout sur l'hémoglobine oxygénée (1). Cette action est révélée par les modifications que subit l'image spectroscopique normale de l'hémoglobine lorsque celle-ci a été soumise au contact de l'hydrogène sulfuré. Dans la réaction qui se produit à ce contact, il y aurait, d'après les recherches de Hope-Seyler, fixation de soufre en quantité très notable par l'hémoglobine.

Ces faits sont d'ordre expérimental, mais, à l'intensité près, les mêmes modifications doivent être produites par l'hydrogène sulfuré qui pénètre dans le sang à la suite de l'ingestion de l'eau de Challes. Quels changements secondaires impriment-elles à la complexion organique, à l'expression des phénomènes vitaux? Leur action doit se répercuter sur les éléments anatomiques de tous les tissus de l'économie et de cette pénétration intime résultent, pour l'agent, en outre de propriétés fonctionnelles et altérantes, des propriétés défensives contre certains produits infectieux.

Primitivement, l'eau de Challes manifeste son action en communiquant à l'organisme une activité fonctionnelle plus grande. Les premiers phénomènes, qui, du reste, sont loin d'être constants, apparaissent du côté du système nerveux et s'accusent, quelquefois, par une sorte d'ivresse passagère, avec légers vertiges, suivant d'assez près l'ingestion de l'eau; et, plus tardivement, par une heureuse disposition d'esprit qui rend la pensée plus lucide et l'imagination plus vive. Ces phénomènes sont surtout ressentis par les personnes à impressionnabilité nerveuse et délicate.

(1) Fumouze, *Spectres d'absorption du sang*. Paris, 1871. — Laborde, *Tribune médicale*, N° du 25 décembre 1880.

L'excitation du côté des fonctions végétatives est plus généralement éprouvée. Elle se traduit par un appétit plus vif, des digestions faciles et rapides, une circulation plus active, une voix plus claire et plus forte, une respiration plus aisée et plus profonde. Le corps, en même temps, est léger, dispos, plus apte aux exercices musculaires. Le sommeil, en général, est calme et réparateur. Enfin, on remarque de l'excitation génésique, et, chez les femmes, une augmentation du flux menstruel, qui apparaît fréquemment en avance d'un ou de plusieurs jours. Il semble, en un mot, que tous les phénomènes de la vie sont exaltés, et c'est, en effet, ce qui se produit, à en juger par l'activité considérablement accrue du travail d'assimilation et de désassimilation.

Il ne faudrait pas croire qu'il suffit de boire un verre d'eau de Challes pour ressentir tous ces effets. Les phénomènes nerveux peuvent se produire avec une dose unique; mais les autres n'apparaissent qu'après plusieurs jours d'usage. En outre, tous ne sont pas également ressentis. Quelques-uns peuvent manquer et même être remplacés par des phènomènes tout à fait opposés. C'est ainsi que certaines personnes, au lieu d'excitation cérébrale, éprouvent de la somnolence et de l'engourdissement. Ce fait semble être surtout particulier aux sanguins, disposés aux congestions encéphaliques.

2° *Effets d'élimination.* — Aux effets précédemment notés, il convient d'ajouter ceux qui se produisent dans les organes par lesquels se fait l'élimination de l'eau de Challes. Celle-ci s'opère par les poumons, les reins, la peau et l'intestin.

A. — L'air expiré par les personnes qui boivent de l'eau de Challes prend une odeur sulfureuse manifeste. Cette odeur persiste pendant un temps assez long, en rapport avec la quantité d'eau ingérée. Elle résulte d'une élimination lente de l'hydrogène sulfuré provenant de la décomposition et de l'absorption, également lentes, du sulfhydrate de sodium dans l'estomac et dans l'intestin.

La plus grande partie de ce gaz ne fait que traverser le système veineux et est éliminée à son arrivée dans le poumon.

Claude Bernard (1) a démontré le fait en injectant 32 centimètres cubes d'hydrogène sulfuré dans le bout tourné du côté du cœur de la jugulaire d'un chien. L'exhalation suit immédiatement l'injection, ainsi qu'on s'en assure par un papier de plomb placé sous les narines de l'animal. Claude Bernard admettait que tout le gaz était rejeté à son passage dans le poumon et qu'aucune partie ne pénétrait dans la grande circulation ; il expliquait ainsi l'innocuité de l'hydrogène sulfuré, qui, en effet, ne fait pas mourir l'animal s'il est poussé lentement dans la veine et à doses fractionnées.

Le Dr Laborde (2), ayant repris les expériences de l'illustre professeur du Collège de France, a constaté que la totalité du gaz sulfhydrique n'était pas immédiatement expirée, et qu'une autre partie, minime en vérité, mais cependant reconnaissable à l'examen spectroscopique du sang, passait dans les artères et allait exercer une action en quelque sorte élective sur le bulbe rachidien, particulièrement sur les fibres d'origine du nerf vague, l'hypérémiant et déterminant des troubles fonctionnels caractérisés par le ralentissement, la suspension et même l'arrêt définitif de la respiration, avec persistance des battements du cœur plus ou moins affaiblis pendant un certain temps.

L'hydrogène sulfuré, en s'échappant à travers la muqueuse bronchique, exerce sur elle une excitation avec hypérémie et hypersécrétion toujours en rapport avec la quantité du gaz exhalé. A peine marquée dans les effets thérapeutiques, elle peut se traduire dans les faits expérimentaux par une irritation des plus vives, avec abondante sécrétion sanguinolente. C'est ce que j'ai observé un jour que j'assistai mon regretté maître et ami Demarquay dans une de ses expériences sur l'action des gaz injectés dans les tissus et dans les cavités du corps. Une certaine quantité d'acide sulfhydrique, dissous dans de l'eau, ayant été poussée, au moyen d'une seringue, dans le rectum d'un lapin et ayant déterminé la mort instantanée de l'animal,

<hr>

(1) *Archives générales de médecine,* 5e série t. IX, 1857.
(2) *Tribune médicale,* année 1881, n° 691 et suivants.

nous trouvâmes la trachée et les bronches remplies d'une écume rosée, leur muqueuse fortement hypérémiée et noircissant immédiatement un papier réactif mis en contact avec elle.

Tous ces faits expliquent l'action curative, en quelque sorte élective des eaux sulfureuses et de celle de Challes, en particulier dans les maladies des voies respiratoires. Ils nous serviront aussi à faire connaître, tel que nous le comprenons, le mécanisme de l'inhalation thérapeutique.

B. — Du côté de la sécrétion urinaire on observe aussi des modifications très intéressantes à noter et qui portent sur les caractères physiques, chimiques et quantitatifs de l'urine.

L'eau de Challes est diurétique. Un des premiers effets de la diurèse qu'elle détermine est d'entraîner l'acide urique et les urates en excès dans le sang.

Cette sorte de dépuration terminée, l'urine, tout en se maintenant plus abondante qu'à l'état ordinaire, est pâle, limpide et dépourvue de mucus.

Le taux de son urée s'accroît notablement, ce qui est l'indice d'une nutrition meilleure, d'une oxydation plus complète des matériaux azotés et non de désintégration organique, le poids du corps augmentant généralement pendant la durée de la cure.

Enfin, sous l'influence de l'eau de Challes, l'urine, d'après Bonjean, s'alcalinise promptement. Cet auteur, s'étant pris comme sujet d'observation, a remarqué que l'ordre des modifications de l'urine excrétée varie avec le mode d'ingestion de l'eau de Challes. Un litre de cette eau, bue par verre de deux en deux heures, détermine l'alcalinité de l'urine cinq à six heures après l'ingestion du premier verre. La même dose, répétée journellement de la même façon, perpétue, pendant la durée du traitement, l'alcalinité de l'urine, qui ne cesse qu'avec lui, et la présence de l'iode et du brome, dont on retrouve encore les traces cinq à six jours après avoir interrompu l'eau minérale. Si, au contraire, on boit un litre d'eau de Challes en une heure et demie, l'urine rendue, trois quarts d'heure après la dernière dose, est décolorée et alcaline; après cinq heures, elle contient de l'iode et du brome; après sept heures, elle reprend sa couleur et son acidité, et après deux jours, elle ne renferme plus d'iode ni de brome.

La diurèse développée par l'eau de Challes, bien que considérable chez certaines personnes, n'aboutit jamais à l'irritation des organes sécréteurs et excréteurs de l'urine.

C. — L'iode n'est pas seulement éliminé par les urines, Bonjean l'a retrouvé également dans la salive des personnes qui boivent de l'eau de Challes. Comme autre particularité présentée par le tube digestif, il convient de noter une tolérance de l'intestin aussi grande que celle déjà reconnue à l'estomac.

Il est rare et absolument exceptionnel que l'eau de Challes occasionne de la diarrhée ; au contraire, elle a de la tendance à produire de la constipation, surtout chez les femmes. Le plus souvent, les garde-robes restent faciles, avec un bol fécal augmenté, conséquence de l'exagération de l'appétit.

Enfin, il convient de noter dans ses effets la congestion assez fréquente des veines hémorroïdales. En rapprochant cette influence sur l'extrémité inférieure de l'intestin de celle signalée plus haut sur les fonctions génésiques et menstruelles, il semble que l'eau de Challes a une action sur tous les organes du petit bassin, indépendante de son action générale. Nous verrons plus loin ses heureux effets dans les dysménorrhées, etc., confirmer cette interprétation.

Notons enfin qu'une certaine quantité de soufre est éliminée par l'intestin ainsi qu'en témoigne l'odeur des fèces et des gaz intestinaux.

D. — La fonction de la peau présente des phénomènes très importants à signaler. Elle est exaltée d'abord par le fait de la circulation générale plus active et aussi spécialement par la perspiration à sa surface d'hydrogène sulfuré. Cette exhalation de gaz sulfuré qu'il était difficile d'expliquer avec l'opinion de Claude Bernard, qui n'admettait pas le passage de ce gaz dans les artères, est d'une interprétation facile depuis les expériences de Laborde rapportées plus haut. Il s'exhale, mélangé aux gaz azote, acide carbonique et à la vapeur d'eau que la peau excrète normalement. Sa perspiration, insensible chez les personnes qui boivent l'eau de Challes à petite dose, devient manifeste chez celles qui en prennent davantage. Elle se révèle alors par une odeur sulfureuse remarquable. En même temps la sécrétion sudorale est augmentée et perd sa réaction acide. Accidentellement cette excitation de la fonction cutanée détermine de petites taches érythémateuses et légèrement papuleuses qui se montrent sur les bras, les épaules, la poitrine, etc., et ne durent que quelques heures, rarement davantage ; le plus souvent elle s'accuse seulement au bout de quelques jours par une coloration rosée de la peau, signe d'une circulation plus active dans ses capillaires et expression, chez les organismes affaiblis, d'un remontement général.

Tels sont les effets physiologiques de l'eau de Challes ; nous allons voir maintenant comment elle agit sur l'organisme malade pour le restituer en santé.

CHAPITRE II

ACTION THÉRAPEUTIQUE DE L'EAU DE CHALLES

Nous passerons en revue dans ce chapitre le mode d'action :

1° de la médication externe ;

2° de la médication interne ;

3° de l'inhalation, qui relève des deux médications précédentes ; et nous terminerons par quelques réflexions sur la médication complète.

1° Mode d'action de la médication externe. — Nous avons établi, à propos des propriétés physiologiques de l'eau de Challes, que son action topique était excitante et qu'elle augmentait la circulation des parties sur lesquelles elle s'exerçait.

De cette action topique dérive une triple action thérapeutique, substitutive, révulsive et résolutive.

L'action substitutive est une action directe qui opère au contact de l'eau sur les surfaces malades. C'est elle qui est en jeu dans le gargarisme, la pulvérisation, les lotions, injections, le bain lorsque l'affection traitée est superficielle. Elle s'exerce sur les ulcères, les plaies, les trajets fistuleux, les éruptions cutanées, les catarrhes chroniques des muqueuses accessibles, etc.

Le but de la médication est de déterminer dans la partie malade une excitation qui en change les conditions de vitalité et de maintenir cette excitation assez longtemps pour que l'état antérieur ne se reproduise pas, lorsqu'on cesse les applications thérapeutiques.

L'eau de Challes se prête très bien à cette médication, par la facilité que l'on a de mesurer et de proportionner l'énergie de son intervention, d'abord à la nature de la maladie et à la susceptibilité du sujet, ensuite à l'accoutumance. S'il importe, en effet, de ne pas aller au delà sous peine d'arrêter ou de suspendre le traitement, il importe aussi de ne pas rester en deçà sous peine de ne rien obtenir. C'est à bien doser la médication que doit veiller le médecin.

La médication révulsive s'applique à des affections plus profondes, presque toujours viscérales. Elle consiste à développer une fluxion sur une surface plus ou moins étendue, en faveur d'un organe éloigné en état habituel d'hypérémie.

Le lieu sur lequel on opère la révulsion ou la dérivation est toujours, à Challes, le tégument externe, les eaux n'étant pas purgatives ; et l'agent est le bain, soit entier, soit appliqué seulement aux parties inférieures du corps.

La résultante comme effet produit, des deux médications substitutive et révulsive par les eaux de Challes, est une action résolutive s'exerçant sur les déterminations morbides.

Mais en même temps qu'ils opèrent localement, dans le sens que je viens de dire, leurs agents, lorsqu'ils s'appliquent sur une large surface, tels les bains, ont une influence sur l'économie entière, qui se traduit par la stimulation et qui apporte son appoint à la médication interne pour produire un effet reconstituant.

Notons, enfin, l'action antiparasitaire de l'eau de Challes qui tue les organismes inférieurs, animaux et végétaux.

A elle seule la médication externe peut guérir une affection locale et d'une façon définitive, si elle est simple. Mais comme généralement cette affection est sous la dépendance d'un état diathésique qui, s'il n'est pas modifié simultanément, la reproduit, il est presque toujours nécessaire d'associer la médication interne à la médication externe, et c'est là qu'éclate la grande supériorité des eaux de Challes, qui, grâce à la complexité et à la nature de leur minéralisation, remplissent également bien cette seconde indication et assurent à la maladie un traitement complet.

2° *Mode d'action de la médication interne.* — Par la nature de ses éléments et par leur quantité, la source de Challes a une minéralisation d'élite qui fait de son eau un véritable médicament animé. Riche de substances qui occupent le premier rang dans la matière médicale, ce qu'il y a d'admirable c'est la façon dont ces substances sont associées en elle, se tempèrent les unes les autres pour se faire accepter par les organismes les plus délicats et se prêtent ensuite un mutuel appui pour produire une action thérapeutique concordante.

L'action thérapeutique de l'eau de Challes est, dans ses effets primordiaux, conforme à son action physiologique. Elle commence par augmenter l'appétit, régulariser les digestions, assurer la mise en train de toutes les fonctions d'assimilation et d'excrétion, une élaboration plus complète du sang, une hématose plus parfaite, la diminution du sérum et l'élévation du chiffre des globules. Les premières conséquences se traduisent par la coloration de la peau, la vivacité des mouvements, un accroissement, en un mot, de la vitalité générale. Elles apparaissent surtout promptement chez les individus débilités, qui ont les attributs de l'hypoglobulie et du tempérament lymphatique, plus tôt chez les enfants que chez les personnes âgées.

L'amélioration de l'état général précède ordinairement celle

2

de l'état local. Les changements, chez ce dernier, ne surviennent que tardivement. Le plus souvent même nous n'en sommes pas témoin et le malade quitte la station dans un état en apparence semblable, quant à son affection, à celui dans lequel il était lorsqu'il y est venu. La résolution ne se dessine nettement que dans les mois qui suivent la cure, au fur et à mesure que se dissipe l'excitation volontairement provoquée par le traitement. L'action de la médication de Challes a une très longue portée ; l'impulsion qu'elle communique se continue longtemps et ses résultats ne sont pas fugaces ; son action pénètre jusque dans l'intimité de l'économie pour atteindre les dystrophies constitutionnelles, non seulement dans leurs effets, mais encore dans leurs causes. Nous avons constaté certaines modifications imprimées aux globules du sang, dont nous ne pouvons, il est vrai, calculer la portée ; mais il nous est permis de croire qu'après le retour de l'organisme à la régularité de ses fonctions, l'assimilation, consécutive à la désassimilation fortement accrue par l'alcalinité de l'eau de Challes, se faisant avec des éléments nouveaux ou régénérés restitue l'économie dans un état d'intégrité plus ou moins complet.

Pour nous donc l'eau de Challes est éminemment *reconstituante et antidiathésique ou altérante.*

La substitution de la doctrine microbienne à la théorie diathésique, dans l'interprétation de certaines maladies générales, ne change en rien l'importance de l'intervention thérapeutique de la médication de Challes dans ces maladies. Il n'y a de changé que l'explication de l'un de ses modes d'intervention.

L'importance de son action reconstituante reste la même, et s'exerce dans les mêmes conditions : préventive, s'il s'agit de défendre un organisme menacé mais non encore envahi par le parasite ; défensive, quand la place a été forcée et qu'il faut l'aider à lutter contre les progrès de l'envahissement.

Quant à l'action antidiathésique ou altérante, elle devient antiparasitaire ou microbicide.

De l'espérance, que l'on avait au début, de pouvoir facilement atteindre et détruire le microbe au milieu de nos tissus, il a fallu beaucoup rabattre. Tous les moyens tentés ont été jusqu'ici infructueux, en mettant en ligne de compte la lymphe de Koch, qui exerce bien son action destructive sur les parties qui servent de support aux bacilles, mais sans atteindre les bacilles eux-mêmes, lesquels continuent à végéter au milieu des tissus nécrobiosés ou se répandent dans d'autres parties de l'organisme jusque-là indemnes.

Ne pouvant détruire le bacille, on s'est appliqué à atténuer son activité fonctionnelle, afin de restreindre la multiplication et la production des matériaux toxiques qu'il fabrique. Pour cela on a cherché à modifier son support, à stériliser le terrain sur lequel il vit. *In vitro*, les expériences conduites dans ce sens donnent des résultats concluants; mais, sur le vivant, on se heurte à deux obstacles : à l'obligation d'atténuer les agents de stérilisation et à la difficulté de les faire pénétrer jusque dans l'intimité des tissus. Ceci posé, nous avons vu le soufre, uni à l'hydrogène, modifier l'hémoglobine, et par conséquent imprégner toute la substance organique. Il y a tout lieu de supposer que c'est par lui et par une action stérilisatrice que s'explique le rôle thérapeutique puissant de l'eau de Challes, rôle indéniable et depuis longtemps consacré, dans les maladies générales de nature autrefois qualifiée dyscrasique, aujourd'hui microbienne. L'acide sulfhydrique, le dérivé le plus toxique du soufre, ne tue pas, il est vrai, les bacilles; mais il en modifie les conditions d'existence et l'action antiparasitaire du soufre n'en est plus à faire ses preuves.

3° *Mécanisme et mode d'action de l'inhalation.* — Le mécanisme de l'inhalation rattache ce procédé thérapeutique, à la fois, aux deux médications externe et interne. Au moment où, entraîné avec l'air inspiré, l'hydrogène sulfuré arrive au contact de la muqueuse bronchique, son action sur elle se traduit par un double effet : une modification irritative de sa surface et une impression également irritative sur les extrémités terminales du pneumo-gastrique, qui est transmise, par action réflexe, au bulbe rachidien et retentit consécutivement sur l'acte respiratoire.

Absorbé ensuite, une partie de l'hydrogène sulfuré, la plus

faible, arrive, par la grande circulation, jusqu'au bulbe, sur lequel elle exerce une action directe dont l'effet s'ajoute à celui produit primitivement par l'action réflexe et le renforce, tandis que la plus grande partie du gaz est immédiatement ramenée au poumon par la petite circulation et exhalée à travers la muqueuse, en produisant sur elle une action de sortie de même nature que celle d'entrée.

En résumé, l'inhalation thérapeutique agit sur la muqueuse bronchique par double effet substitutif se produisant à l'inspiration et à l'expiration, et sur le bulbe par double action, réflexe et directe.

Fonctionnellement, l'action sur la muqueuse est irritative à un degré variable suivant la nature de l'affection ; ce qu'on en peut dire de plus général, c'est qu'elle se traduit. au début, par une modification des sécrétions bronchiques qui deviennent plus abondantes et plus fluides. Quant à l'action sur le bulbe, elle détermine des effets de sédation et d'apaisement sur la fonction de la respiration et de ralentissement sur le cœur. Ils se manifestent quelquefois d'une façon très prompte, surtout dans les cas où il existe de la toux convulsive. Comme confirmation de ce fait, je citerai l'observation d'un jeune garçon tourmenté par une toux coqueluchoïde incessante qui disparut à peu près complètement après une inhalation d'une demi-heure.

4° *Mode d'action de la médication complète*. — On reproche assez volontiers aux eaux sulfureuses l'excitation qu'elles produisent, excitation favorable, en nombre de cas, mais dont on n'est pas toujours maître et qui dépasse quelquefois le but par un retentissement trop prononcé, soit sur l'état général, soit sur certaines fonctions, digestives, respiratoires, etc., soit sur les états morbides en cours de traitement.

Cela n'a pas été un de mes moindres étonnements, au début de ma pratique à Challes, de voir avec quelle facilité ses eaux étaient supportées par les organismes les plus délicats, les affections les plus excitables, et en particulier par les enfants. En 1883, je relevai ainsi ce fait : La médication, telle qu'elle est instituée à Challes, ne détermine qu'une excitation et une stimulation légères. Son action médicatrice se manifeste silencieusement et sans être précédée de fièvre ou de poussée thermales..... Le traitement se poursuit dans le calme et la sensation de bien-être, qui résulte d'une activité vitale plus grande, jusqu'à ce que se manifestent des signes de saturation. Ils surviennent ordinairement du vingtième au trentième jour, sont caractérisés par de la diminution de l'appétit, du dégoût pour l'eau minérale, et sont l'indice qu'il convient d'interrompre la cure ou de la suspendre pendant un certain temps.

Depuis 1883, aucun fait contradictoire n'est venu incriminer ce jugement. Je le maintiens aujourd'hui dans toute son expression, et en l'accentuant davantage encore, si c'est possible, quelque paradoxale que cette opinion paraisse, eu égard aux idées reçues. On a, en effet, l'habitude d'établir un rapport proportionnel entre le degré d'excitation d'une eau sulfureuse et son degré de sulfuration. Or n'est-il pas étonnant de voir l'eau la plus sulfureuse connue restreindre son action à des effets reconstituants et toniques, dégagés de toute excitation.

Recherchant les causes de cette modération, j'en ai alors énuméré quatre :

La basse température de l'eau ;

La neutralité de son principe sulfuré coïncidant avec l'absence d'hydrogène sulfuré libre ;

La fixité de la combinaison des éléments de ce principe ;

La présence du bromure de potassium.

A ces causes, j'en ajoute aujourd'hui deux nouvelles :

La grande quantité relative de bicarbonate de soude (1 gr. par litre) que renferme l'eau de Challes ;

Le mode de préparation des bains.

Le rôle de la température est évident par lui-même et n'exige pas de commentaires. Chacun sait que le pouvoir de diffusion et d'excitation d'une eau minérale est en raison de la thermalité de celle-ci.

L'absence d'acide sulfhydrique tire son importance de ce fait que cet acide est l'agent d'excitation et d'irritation de toute eau sulfureuse ingérée, d'où il résulte qu'une eau, telle l'eau de Challes, dont le principe sulfuré est un sulfure neutre, est, toutes choses égales d'ailleurs, moins excitante que celle dont le principe sulfuré est de l'acide sulfhydrique libre, puisque, dans le premier cas, ce principe n'agit qu'au fur et à mesure de sa formation, tandis que, dans le second, il agit instantanément dans sa plénitude.

De même, une eau dont le principe sulfuré est de combinaison stable ne se décompose que lentement dans les organes et ne livre à la fois à l'absorption qu'une petite quantité d'acide sulfhydrique. Son action, alors, au lieu de se dépenser en intensité, se dépense en durée. Ce même effet est en outre une conséquence de la production d'électricité, qui résulte de toute action chimique, production modérée lorsque la réaction est lente, abondante lorsque cette réaction est rapide. Or il est évident que, sous ce rapport, l'eau de Challes, dont la décomposition n'est achevée qu'après quinze jours d'exposition à l'air libre, ne peut être comparée à l'eau de Luchon, par exemple, qui blanchit instantanément dans les mêmes conditions.

Inutile d'insister sur le bromure de sodium, et de faire ressortir ses propriétés sédatives et calmantes.

Quant au bicarbonate de soude, il est l'élément de tolérance de l'eau de Challes par les voies digestives ; j'ai dit plus haut suivant quel mode. Il lui communique une digestibilité et des qualités eupeptiques remarquables, desquelles il résulte que l'eau de Challes, prise méthodiquement, n'occasionne jamais de troubles digestifs et qu'elle exerce au contraire une action thérapeutique sur ceux qui existent.

Enfin, j'ai dit que le mode d'administration des bains était pour quelque chose également dans l'absence d'excitation trop grande, produite par la médication. En effet, sous cette forme, on use des eaux de Challes, comme d'eaux mères, c'est-à-dire qu'on en additionne le bain ordinaire d'une quantité proportionnée à la susceptibilité de chaque sujet, diminuant ou augmentant la dose suivant l'effet produit, et la maintenant toujours au degré d'activité thérapeutique convenable.

CHAPITRE III

INDICATIONS DE LA MÉDICATION DE CHALLES

Je passerai en revue les dispositions constitutionnelles et maladies générales, puis les affections plus ou moins localisées, auxquelles s'applique la médication de Challes. Commençant par les premières, qui tiennent le plus souvent les secondes sous leur dépendance, je placerai à leur tête le lymphatisme et la scrofule ou scrofulo-tuberculose, et ensuite la syphilis, l'arthritisme et le rachitisme. Abordant, après, les maladies locales par appareils, j'examinerai successivement :

Les maladies des organes respiratoires, qui sont les plus importantes de celles que nous avons à étudier, et qui comprennent les maladies du nez, du pharynx, du larynx et des bronches ;

Les maladies de la peau ;

Les maladies des organes génitaux urinaires, principalement les maladies utérines.

J'exposerai ensuite brièvement quelques indications fournies par l'appareil digestif, et je terminerai par l'exposition des résultats que nous obtenons dans le traitement du goître.

L'indication des eaux de Challes dans les maladies diathésiques et constitutionnelles a été parfaitement saisie et exposée par le Dʳ Jules Simon, lorsqu'il dit : « Bien qu'elle soit froide, l'eau de Challes possède toutes les vertus capables de combattre les déchéances vitales qui relèvent de la scrofule de l'herpétisme et souvent de la syphilis réunis (1). »

En parlant ainsi, le savant médecin de l'hôpital des Enfants malades fait la plus juste allusion à la complexité de compo-

(1) Congrès d'Hydrologie et de Climatologie de 1889. 12ᵉ question : Du traitement hydrominéral et des bains de mer chez les enfants, Dʳ Jules Simon, médecin de l'hôpital des Enfants malades, rapporteur.

sition de l'eau de Challes, grâce à laquelle elle s'adapte merveilleusement à toutes les combinaisons que réalisent souvent les diathèses en s'unissant. Pouvant le plus, elle peut le moins à plus forte raison, c'est ce que nous allons voir en suivant son action dans chacune d'elles prise isolément.

§ 1. Lymphatisme et scrofulo-tuberculose

Avant de parler scrofule, il convient au préalable de s'entendre sur l'interprétation que l'on doit donner aujourd'hui à ce mot et au groupe morbide qu'il représente.

Au delà des manifestations élémentaires désignées du nom de « lymphatisme », la scrofule n'est plus qu'un type clinique; la découverte du bacille de Koch dans ses lésions, considérées jusqu'alors comme essentielles, en fait aujourd'hui une tuberculose; une tuberculose, il est vrai, spéciale de par son processus et sa localisation primitivement superficielle et restreinte. Cette tuberculose a bien tendance à gagner les parties profondes et à se généraliser, mais elle conserve des caractères tellement tranchés et particuliers, qu'il convient, toutes réserves faites sur la nature de ses lésions, de lui conserver une place et un nom à part.

Cette doctrine de la scrofulose n'est, du reste, pas nouvelle; elle a été formulée bien avant la découverte du bacille par certains auteurs. Lugol, qui écrivait en 1844, dit à la page 5 de l'avant-propos de ses *Recherches et Observations sur les causes des maladies scrofuleuses :* « Le vice scrofuleux est congénial; il est *toujours* révélé par la présence de *tubercules*. Cette production est, en effet, la scrofule elle-même, son signe anatomique, pathognomonique, celui-là seul qui la caractérise et qui donne de la valeur à tous les autres symptômes. En d'autres termes, qu'un malade soit affecté de tubercules, n'importe leur siège, pour nous, il est scrofuleux..... »

Ainsi Lugol ramenait le tubercule à la scrofule, tandis qu'aujourd'hui on fait le contraire. A part cela, même entente de la nature des lésions.

La première analyse de l'eau de Challes l'a immédiatement désignée comme un actif agent du traitement de la scrofulo-tuberculose. Les résultats obtenus n'ont pas tardé à justifier ces présomptions. C'est ainsi que Baumès écrit, dans son Traité des diathèses : « L'eau de Challes est une des plus efficaces que je connaisse contre les affections scrofuleuses; » que Bazin, parlant de l'eau de Challes dans ses Leçons sur le traitement des maladies chroniques, dit : « Son activité contre les affections strumeuses, déjà proclamée dans quelques publications encore assez rares, n'est pas suffisamment connue. Cette station thermale peut, en effet, donner à la fois l'agent spécifique de la maladie et le principe curateur de l'affection. » Rapprochant Saxon de Challes, il ajoute : « Ce sont, de toutes les eaux sulfureuses, les seules dans lesquelles la médication complète puisse être faite. »

La médication de Challes guérit le lymphatisme et toutes les manifestations de la scrofule aussi longtemps qu'elles ne sont pas arrivées à la période de la cachexie ultime.

1° *Lymphatisme et tempérament scrofuleux.* — Maladie de l'enfance et de la jeunesse, la scrofule, qu'elle soit héréditaire ou acquise, est toujours précédée d'une période de préparation ou d'incubation pendant laquelle l'économie subit les atteintes d'un appauvrissement général et se développent les attributs extérieurs qui impriment leur cachet à toute constitution strumeuse. Apparence d'embonpoint due au développement exagéré du tissu cellulaire gonflé de lymphe et aussi à la fixation de graisse, peau blême, tissus mous et flasques, nez épaté, lèvres gonflées, ventre gros, mouvements paresseux, fonctions d'assimilation lentes et incomplètes dans leur accomplissement: tels sont les caractères du type lymphatique exagéré, le plus commun. A côté de lui en existe un autre dont les signes sont opposés. Les sujets qui en ont l'empreinte sont bruns, maigres, avec membres grêles, peau fine et transparente et yeux brillants. Moins alanguis que les autres, ils sont souvent doués d'une excitabilité facile à éveiller qui contre-indique chez eux les bains de mer et les eaux chlorurées sodiques. Challes, avec sa modération réactionnelle, leur convient; ils supportent parfaitement la cure que l'on proportionne à leur sensibilité et ils en tirent grand profit.

Le lymphatisme n'est pas la scrofule, mais c'est un acheminement vers cette maladie. Il importe de le traiter sous peine de voir l'organisme, trop longtemps soumis à une nutrition insuffisante, ou s'exerçant avec des produits élaborés incomplètement et voués à la destruction, aboutir aux processus d'ulcération et à tous ses dangers : pénétration des micro-organismes et infections secondaires.

Wargunin et Trudeau ont donné une démonstration expérimentale de la résistance contre les infections microbiennes que confère à l'organisme une activité physiologique bien ordonnée de ses diverses fonctions. Parmi elles, il en est une, essentielle, dont les travaux de Metschnikow, Holmfeld, Gummlacre, etc., ont montré le fonctionnement et l'importance préservatrice, c'est la phagocytose. Nous savons par ces auteurs le rôle des leucocytes, la faculté que possèdent ces cellules de sortir par diapédèse des vaisseaux où elles circulent, de se porter à la rencontre des microbes qui ont pénétré dans l'organisme, de les absorber et de les détruire. Que leur activité faiblisse, l'ennemi entre dans la place. où il ne trouve plus que le système ganglionnaire comme barrière le plus souvent temporaire.

Dans le jeune âge, la fragilité des tissus, les effractions si fréquentes de la peau et des muqueuses favorisent la pénétration des micro-organismes et augmentent les chances d'infection. Il y a donc, à cette époque de la vie, plus qu'à toute autre, intérêt majeur à entretenir l'intégrité des fonctions phagocytiques et pour cela à ne jamais laisser fléchir le taux de la vitalité générale.

Toutes les fois donc qu'un sujet présentera les attributs du lymphatisme et du tempérament scrofuleux décrits plus haut, il y aura indication de lui prescrire la cure de Challes à titre de traitement prophylactique.

Il y aura lieu également de conseiller cette cure dans la convalescence de certaines maladies aiguës de nature infectieuse, quand par leur intensité et par leur durée ces maladies auront amené une diminution des forces vitales que l'organisme, livré à lui-même, aura quelque peine à récupérer. Je veux parler de la fièvre typhoïde, de la rougeole, de la coqueluche, dont l'influence sur le développement consécutif de la scrofulo-tuberculose est un fait clinique bien connu.

Le traitement prophylactique chez les enfants nés de parents scrofuleux ou tuberculeux-pulmonaires répond aussi pour nous à une indication majeure. L'influence de l'hérédité sur la transmissibilité de la tuberculose est grande, mais elle n'est pas fatale, ainsi que l'ont démontré les travaux de Leudet, de Rouen. Elle peut, en outre, être combattue et surmontée par des mesures préventives, d'autant mieux que jusqu'ici rien n'a prouvé la transmission du *germe* tuberculeux des parents au fœtus et que, par conséquent, « ce n'est pas l'hérédité de la graine qui est en cause, mais l'hérédité du terrain. » (Hutinel et Grancher). Cela laisse à l'intervention une large marge avec la possibilité de s'y mouvoir de la façon la plus profitable.

Je conseille enfin, mais alors à titre éventuel, la cure prophylactique de Challes aux enfants nés de parents ou syphilitiques, ou consanguins, ou unis par des mariages trop précoces ou trop tardifs, enfants prédisposés à la scrofule par chacune de ces conditions.

Dans tous ces cas, la médication de Challes produit une restauration certaine, prompte et durable.

L'amélioration s'annonce après huit à dix jours par un retour d'activité fonctionnelle générale qui se traduit par de l'appétit, de bonnes digestions, une physionomie animée, de l'entrain, le besoin d'agir, la coloration du visage et l'augmentation du chiffre des globules du sang. conséquence d'échanges nutritifs plus parfaits.

L'eau en boisson et en bains sont les moyens habituels de la médication. Les enfants, même très jeunes, la supportent admirablement. J'y ajoute quelquefois les douches froides, lorsque les facultés réactionnelles des sujets le permettent. Les conditions topographiques et climatériques de la station sont un adjuvant important de la médication.

La scrofule confirmée produit des lésions multiples, qui, suivant l'âge de la maladie et la nature du terrain sur lequel elle évolue, se localisent sur la peau, les muqueuses, le tissu cellulaire, le système lymphatique ganglionnaire, les systèmes ostéofibreux et articulaire, les viscères, allant toujours de la périphérie au centre.

Ses affections se développent suivant un processus inflammatoire quelquefois obscur, mais toujours réel, et ce n'est qu'après avoir traversé une phase d'excitation plus ou moins vive qu'elles arrivent à la période d'état et de chronicité. C'est à ce dernier terme que la médication de Challes doit être appliquée.

2° *Scrofulides*. — Les manifestations cutanées et muqueuses de la scrofule ont été désignées par Bazin sous le nom de « scrofulides ». Elles sont de deux ordres : les bénignes et les malignes.

Aux scrofulides cutanées bénignes appartiennent les engelures, érythème pernio, qui constituent quelquefois un état morbide sérieux par le gonflement, la douleur, les ulcérations, l'asphyxie locale des extrémités dont elles s'accompagnent, etc. ; certaines dermatites vésiculeuses et exsudatives, susceptibles de se généraliser plus ou moins, mais se localisant le plus souvent, dans l'espèce, à l'extrémitéc éphalique, sur le cuir chevelu, au pourtour des ouvertures naturelles, oreilles, bouche, nez, dans le sillon post-auriculaire, où elles sont particulièrement tenaces ; l'acné ponctuée et l'acné inflammatoire. Je reviendrai, à l'article des dermatoses sur ces manifestations cutanées. Mais je dirai immédiatement que les eaux de Challes agissent sur elles, en quelque sorte, à l'égal d'un spécifique.

Elles ont la même sûreté d'action vis-à-vis des scrofulides muqueuses bénignes, que celles-ci soient localisées : sur les paupières, sous forme soit de blépharite simple avec rougeur, sécrétion séborrhéique sèche à la base des cils, ou sécrétion humide et accolement des voiles palpébraux, soit de blépharite ciliaire avec croûtes, érosions sur le rebord des paupières, chute des cils, etc. ; sur la conjonctive épaissie, granuleuse et transformée en agent d'irritation pour les parties sur lesquelles elle frotte ; sur la cornée et sur la sclérotique et constituant alors le type morbide bien désigné sous le nom d'ophtalmie scrofuleuse ou phlycténulaire avec pustule, faisceau vasculaire en triangle et tout le cortège des symptômes habituels de la lésion. photophobie, larmoiement, etc.

Les douches pulvérisées chaudes, jointes à la médication générale et révulsive, produisent dans ces états des résultats excellents et quelquefois très ,prompts, relativement, bien entendu, à l'ancienneté de l'affection.

Nous observons aussi fréquemment à Challes les localisations strumeuses sur l'appareil auditif. Elle nous sont présentées par de jeunes sujets atteints d'un seul côté, ou plus souvent des deux, soit d'otite externe avec otorrhée, gonflement, rougeur, état granuleux du conduit auditif, soit d'otite moyenne suppurative avec perforation du tympan, excroissances polypiformes, surdité ; soit d'ostéo-périostite ; soit de carie du rocher avec trajet fistuleux s'ouvrant à l'extérieur ou dans le conduit auditif externe. Ces dernières lésions n'appartiennent plus au cadre des scrofulides bénignes. Si je les ai groupées à la suite de l'otorrhée, c'est pour ne pas scinder le sujet et n'avoir plus à le reprendre.

Beaucoup de malades atteints d'affections auriculaires nous sont adressés à Challes pour achever et confirmer une guérison commencée ou obtenue par les moyens médico-chirurgicaux. Telle est la pratique de très savants et très habiles médecins auristes, parmi lesquels je citerai particulièrement les Drs Joly, de Lyon, Gellé, de Paris, qui prescrivent fréquemment une cure à Challes dans ces circonstances.

Notre rôle consiste surtout alors à modifier l'état général du sujet et nous ne faisons qu'un traitement local très léger, proportionné à la valeur des symptômes persistants.

Je parlerai, à propos des maladies du nez, du catarrhe nasal des scrofuleux, souvent compliqué de lymphangite et d'œdème lymphatique de la lèvre supérieure, et je terminerai l'exposé des scrofulides bénignes en signalant encore parmi celles qui sont heureusement traitées à Challes : l'hypertrophie strumeuse des amygdales, soit primitive, soit consécutive à une amygdalite aiguë, ou à une rougeole, ou à une scarlatine ; la vulvite et la vaginite catarrhales des petites filles.

Les scrofulides malignes cutanées sont de deux sortes : les gommes scrofuleuses et les lupus.

Les gommes ainsi nommées par notre savant maître le Dr E. Besnier sont de petites tumeurs qui se développent dans le tissu cellulaire sous-cutané de préférence dans les régions de la face et surtout du cou, mais susceptibles cependant de se généraliser plus ou moins. Elles sont le siège d'un processus inflammatoire peu accentué. Demi-dures au début, elles deviennent promptement pâteuses, molles, fluctuantes et alors douloureuses au toucher. A leur niveau la peau est violacée, va en s'amincissant progressivement et le plus souvent finit par se rompre en donnant issue à du pus séreux et quelquefois à de la matière caséeuse. Elles aboutissent alors à des ulcérations à bords décollés, sans tendance à la cicatrisation et couvertes de croûtes. Il n'est pas rare de voir le processus inflammatoire s'éteindre dans quelques-unes de ces gommes et celles-ci persister pendant des années sous forme d'abcès.

La médication de Challes favorise la prompte cicatrisation des gommes ouvertes et peut amener la résorption des abcès gommeux.

J'ai particulièrement présente à l'esprit l'observation d'un jeune garçon envoyé à Challes par le Dr Horand, de Lyon. Son visage et surtout le nez, les joues et le front étaient couverts d'ulcérations croûteuses ; quelques gommes étaient encore en activité formatrice au cou et au dos des régions métacarpiennes.

Après une première cure poursuivie pendant vingt-cinq jours durant lesquels l'eau de Challes lui fut administrée, larga manu, en boisson, en bains, en douches pulvérisées et en applications locales au moyen de compresses, il revint, l'année suivante, absolument transformé. Les ulcérations étaient remplacées par des cicatrices les unes encore rougeâtres, les autres déjà blanches ; la face était nette et les ailes du nez légèrement érodées à l'exemple de ce qui se produit dans le lupus, les petites gommes du cou avait disparu, celles des régions métacarpiennes étaient réduites des deux tiers et indolentes. Simultanément ce garçon chétif et malingre avait pris les apparences d'un jeune homme alerte et bien portant. Ne l'ayant pas revu depuis, j'ai tout lieu de présumer que la seconde cure a achevé sa guérison.

Nous envisagerons le lupus dans ses deux principales variétés : le type érythémateux ou de Cazenave et le type tuberculeux ou vulgaire.

Bien que jusqu'ici on n'ait pas découvert le bacille de la tuberculose dans le lupus érythémateux et qu'en conformité de cette absence, la lymphe de Koch injectée ne lui communique généralement aucune excitation réactionnelle, sa nature n'en est pas moins reconnue comme étant d'essence scrofulo-tuberculeuse et sa curabilité comme étant très difficile.

Pour tous les lupus érythémateux que j'ai soignés à Challes, je n'ai eu qu'à me louer des bons effets de la cure. Ceux-ci sont d'autant plus accentués que la lésion est plus récente, plus superficielle et moins étendue.

Je citerai comme exemple un malade atteint depuis quatre ans d'un lupus ayant envahi d'abord la joue droite, puis la gauche et le nez en dernier lieu, chez qui une première cure, suivie de pulvérisations à l'eau de Challes continuées à domicile, amena la guérison complète du nez, à peu près complète de la joue gauche, une amélioration considérable de la joue droite et l'effacement d'une cicatrice chéloïdienne consécutive à un traitement antérieur par l'acide pyrogallique.

Nous n'avons jamais obtenu, dans le lupus tuberculeux, des résultats aussi accentués que ceux auxquels nous sommes arrivés dans le lupus érythémateux. Ici les effets restent bornés à l'atténuation des lésions existantes. La médication de Challes est insuffisante, à elle seule, à procurer la guérison, et il convient de lui associer le traitement chirurgical par les scarifications ou mieux par les cautérisations, auxquelles il n'y a pas lieu de recourir aussi souvent que quand elles sont employées seules. Les deux traitements se font valoir l'un l'autre et leur résultante conduit, en un temps relativement court, à une belle cicatrice qu'il faut, du reste, surveiller, afin d'intervenir immédiatement au moindre indice de répullulation.

Le lupus tuberculeux peut occuper les muqueuses du nez, de la bouche, de la gorge et du larynx, soit par propagation, soit primitivement. L'action de la médication est la même que lorsque le lupus est extérieur. Atténuation de la lésion et restauration de l'état général, tel est, en résumé, la résultante du traitement de Challes dans le lupus tuberculeux.

3° *Engorgements ganglionnaires*. — Que les adénites soient primitives, cas le plus fréquent dans la scrofule où les ganglions s'engorgent souvent sans cause efficiente palpable; ou secondaires et consécutives soit à des irritations de voisinage, soit à une maladie infectieuse, telle que la rougeole, etc.; qu'elles soient simples ou multiples et, dans le dernier cas, isolées ou réunies en tumeurs plus ou moins volumineuses; qu'elles occupent le cou, les aisselles ou les aines, qu'elles soient mobiles ou plus ou moins fixées dans un tissu cellulaire engorgé, adhérentes entre elles et constituées en masse compacte: qu'elles soient ou non suppurées, ouvertes et parcourues par des trajets fistuleux : dans tous ces cas les eaux de Challes sont particulièrement indiquées et constituent un agent thérapeutique de premier ordre, fournissant un traitement complet, résolutif de la tumeur et préventif des récidives si fréquentes à la suite des ablations chirurgicales ou des cures purement externes.

La terminaison des adénites a lieu par résolution, suppuration ou régression caséeuse.

La thérapeutique doit tendre à amener la résolution des ganglions simplement hypertrophiés et à éveiller un travail d'élimination dans les ganglions dégénérés, ou à l'activer doucement lorsqu'il est commencé. La médication de Challes, où l'effet excitant sulfureux s'associe à l'effet résolutif de l'iode et du bicarbonate de soude, remplit admirablement cette double indication.

On fait à la fois le traitement général par la boisson et les bains et le traitement local par les douches pulvérisées, les applications topiques au moyen de compresses, les injections dans les trajets.

La résolution commence par le tissu cellulaire péri-ganglionnaire, et s'étend ensuite à la glande elle-même, qui devient plus mobile. Elle s'accuse surtout lorsqu'on a cessé le traitement et dans les mois qui suivent la cure.

M. X..., appartenant à un ordre religieux et de nationalité irlandaise, nous est adressé à Challes le 26 juin 1888 par notre très distingué confrère le Dr Coffin, de Paris.

Agé de 29 ans, de taille élancée, les épaules étroites, ayant une blépharo-conjonctivite double, il présente les apparences d'une constitution strumeuse. Il dit avoir une santé assez bonne ; cependant je note dans ses antécédents une pleurésie à 13 ans et une angine phlegmoneuse en 1884. En 1885, à la suite d'un voyage pénible en Amérique pendant lequel il s'est beaucoup fatigué, surviennent spontanément des engorgements ganglionnaires multiples sur la partie latérale droite du cou. En mars 1887, d'autres ganglions apparaissent dans la loge sus-claviculaire du même côté. Traités en Amérique par des applications de pâte irritante et réduits par suppuration, ces derniers sont remplacés par des cicatrices rouges, saillantes et irrégulières. Actuellement je constate dans la loge du sterno-cléido-mastoïdien droit cinq ou six ganglions de volume variant de celui d'une noisette à celui d'une amande, isolés, mobiles et indolents, et en arrière, du même côté, trois autres ganglions réunis, formant une masse trilobée de la grosseur d'un œuf de pigeon, saillante, adhérente à la peau et aux parties circonvoisines, demi-dure et légèrement sensible à la pression. Elle est le siège d'un état irritatif consécutif à des injections interstitielles de teinture d'iode qui n'ont pas donné de bons résultats.

Le traitement prescrit comporte l'administration de l'eau en boisson, depuis 200 jusqu'à 800 grammes par jour, un bain et une douche pulvérisée quotidiens, des applications topiques d'eau minérale.

Il est admirablement supporté, développe une activité fonctionnelle générale très accentuée et non seulement ne détermine aucune réaction locale, mais dissipe au contraire progressivement l'irritation constatée dans la masse ganglionnaire.

Il est continué pendant un mois. Au départ, la santé générale est excellente et je reconnais, à une légère diminution du volume des adénites, qu'elles sont le siège d'un travail de résolution qui ne fait que commencer, mais va s'accentuer en se continuant. L'année suivante, j'ai la confirmation de cet heureux pronostic par un compatriote de M. X..., son propre médecin en Amérique, qui, frappé de la guérison de son client et atteint d'un lymphadénome malin, vient de Pittsburg à Challes avec l'espoir d'y rétablir aussi sa santé gravement compromise.

Le traitement des engorgements ganglionnaires est banal à Challes, et j'ai rapporté cette observation pour montrer simplement son mode d'action. J'ajouterai qu'il communique une excitation éliminatrice bienfaisante aux ganglions caséeux, menaces permanentes d'infection tuberculeuse et dont il y a avantage à évacuer le contenu, qu'il avive les trajets fistuleux des engorgements en suppuration et détermine leur cicatrisation après avoir, par la production de bourgeons charnus de bonne nature, comblé les décollements, ou réalisé l'expulsion des dépôts caséeux qui les entretenaient.

Dans le traitement je ne saurais faire trop grande la part qui revient aux douches pulvérisées. En outre de leur action réductrice, elles ont une propriété précieuse; elles font de belles cicatrices, corrigent et nivellent celles qui sont vicieuses, saillantes et irrégulières (voir p. 30).

4° *Maladies des os et des articulations.* — La scrofule est arrivée à une période plus avancée de son développement. Gagnant toujours en profondeur, ses déterminations ont envahi les tissus osseux, articulaires et péri-articulaires, donnant lieu à une série d'affections aujourd'hui unifiées sous le nom de tuberculoses locales et constituées par des ostéo-périostites; ostéites; hyperostoses; spina-ventosa; caries; arthrites chroniques, fongueuses, suppurées; synovites; tumeurs blanches; mal de Pott, etc.

La médication hydrominérale, autrefois prépondérante dans toutes ces affections, a aujourd'hui tendance à être ramenée au second plan par les prétentions de la chirurgie au premier rôle, prétentions justifiées souvent par de superbes succès, mais aussi parfois condamnées par des mécomptes encore trop fréquents que nous apprécions chez des malades qui nous viennent avec des récidives, sans compter les cas de généralisation tuberculeuse provoquée parfois par l'opération. (Verneuil, Kœnig.)

La médication hydrominérale est assurément moins brillante et surtout moins expéditive, mais elle a pour elle d'être plus conservatrice; si elle met plus de temps à procurer la guérison, elle l'assure sans faire courir de risque. Du reste, dans nombre de cas, il sera possible de procurer aux malades les avantages des deux méthodes, en les soumettant à la cure thermale, avant ou après l'opération que comporte leur état.

Le traitement de Challes combat la cause, en s'adressant

avant tout à l'état général et en augmentant la faculté réactionnelle de l'organisme qu'il arme de façon à ce qu'il soit ensuite
l'auteur de sa propre défense, *Natura medicatrix*. Par son
action sur l'état local, il communique aux phénomènes inflammatoires une activité nouvelle, il détermine une suppuration
plus abondante et de meilleure nature, il favorise la production
de bourgeons charnus, hâte la séparation et l'élimination des
parties mortifiées et active le travail de réparation.

Les tumeurs blanches des petites jointures des mains (1) et
des pieds, très accessibles à la médication, diminuent de volume
assez rapidement et arrivent à la guérison après l'élimination
des dépôts tuberculeux de la synoviale ou des têtes articulaires.

Pour les tumeurs blanches des grandes jointures, il ne faut
les soumettre au traitement que lorsque tous les phénomènes
réactionnels sont dissipés et que l'organisme n'a plus qu'à
réparer les désordres qu'il a subis. Alors les eaux de Challes
lui viennent en aide de la façon la plus efficace. Elles cicatrisent
les trajets fistuleux, facilitent la résolution des parties tuméfiées
et rendent la souplesse aux tissus mous, en faisant disparaître
le gonflement et l'empâtement.

3° *Lésions viscérales.*— Elles marquent la dernière étape de la
scrofulo-tuberculose; leurs localisations pulmonaires sont les
seules qui nous intéressent au point de vue spécial qui nous
occupe; elles constituent la phtisie scrofuleuse, variété de la
tuberculose pulmonaire dont nous parlerons à propos des
maladies des organes respiratoires.

§ II. Syphilis

Je déduirai les indications de la médication de Challes
dans la syphilis de son mode d'action dans cette maladie.
Il s'exerce de deux façons : directement, par influence sur
l'état général du sujet et sur les lésions existantes ; indirec-

(1) Observation page 72.

tement, par influence sur le traitement spécifique dont il développe les moyens et atténue les inconvénients.

1° *Action directe sur l'état général et sur les lésions.* — A. *Action sur l'état général.* — Même pour les organismes les mieux pondérés, la syphilis n'est jamais une maladie indifférente. Alors qu'elle se manifeste dans le présent par des apparences bénignes, elle est toujours une menace dans l'avenir par suite des modifications profondes qu'elle imprime à l'économie tout entière. Elle altère, en effet, la crase du sang, diminue le chiffre de ses globules et elle déprime les forces et la résistance vitales.

L'état général du syphilitique ne doit jamais être perdu de vue, c'est lui qui fait le plus souvent la bénignité ou la gravité de la maladie, plus que la qualité du virus, qui emprunte la diversité de son évolution à la diversité des terrains sur lesquels il est implanté. On voit par là l'intérêt qu'il y a à le maintenir toujours dans les meilleures conditions. Pour cela, la médication de Challes et son action réparatrice interviennent favorablement, alors même que la maladie évolue normalement. Mais leur intervention s'affirme surtout, et cela de la façon la plus éclatante, à l'égard des organismes déprimés à la fois par la maladie et par d'autres causes accidentelles ou qui leur sont propres.

Les premières peuvent résulter de l'absence de traitement (syphilis ignorée) ou d'un traitement insuffisant, mal fait, subordonné à l'apparition de quelques symptômes, repris, pour être abandonné encore, souvent poursuivi au milieu des fatigues d'une vie de plaisir et de travail, d'émotions morales vives ou des privations de la misère et aboutissant à une débilité et même à une cachexie où la syphilis, le traitement mal conduit et la mauvaise hygiène peuvent revendiquer une part égale.

Les autres sont réalisées lorsque la syphilis survient aux âges extrêmes de la vie, lorsqu'elle atteint un organisme soit prédisposé aux maladies constitutionnelles, soit déjà altéré par un état pathologique de cette nature, tel que scrofulo-tuberculose, chloro-anémie, arthritisme, impaludisme, alcoolisme, etc.

Dans toutes ces conditions, la médication de Challes trouve un vaste champ où elle exerce son influence heureuse et triomphante par son action éminemment reconstituante. Elle procure une prompte restauration des forces vitales, moyennant quoi l'organisme se défend contre les atteintes de la maladie et redevient sensible à la médication spécifique, qui cesse d'avoir prise sur lui lorsqu'il est en état de déchéance.

Entre un grand nombre d'observations, je choisis la suivante, qui montre bien l'intervention reconstituante de la médication de Challes.

Syphilis ignorée et non traitée ; cachexie ; accidents tertiaires ; guérison de la cachexie et de la plupart des accidents, après une première cure ; guérison complète après une seconde cure.

Mme X..., 25 ans, blonde, élancée, de santé délicate, mariée à 19 ans, a eu trois grossesses, les deux premières à terme (enfants encore vivants); la troisième suivie de l'accouchement prématuré d'un enfant qui n'a vécu qu'un mois. — Altération de la santé après cette couche.

État actuel. Amaigrissement, teint pâle, anémie, apparence cachectique et strumeuse.

Ulcération gommeuse sur la cloison de la fosse nasale droite ; catarrhe nasal purulent, erythème de la lèvre supérieure et ulcération gommeuse sur toute l'amygdale gauche détruite ; anfractuosités ulcéreuses sur l'amygdale droite ; ulcération arrondie sur la paroi postérieure du pharynx, derrière la luette. Enchifrènement, voix nasonnée, douleur en avalant avec retentissement dans l'oreille droite.

Syphilide tuberculo-ulcéreuse occupant le lobule de l'oreille gauche et son attache à la joue.

Exostose au-devant de la crête du tibia gauche. Douleurs ostéocopes.

Col utérin volumineux, avec ulcération granuleuse. Écoulement utérin albumineux; pas de traces de cicatrices sur les parties génitales externes.

Mme X... ignore la nature de sa maladie et n'a jamais été traitée dans sa petite ville que par des gargarismes au chlorate de potasse. Malgré cela et vu le mauvais état général de Mme X..., je n'associe à sa cure hydro-minérale qu'un traitement spécifique très doux. L'ensemble comporte dans son plein : par 24 heures, 600 grammes eau de Challes en boisson ; une irrigation nasale ; une douche pulvérisée nasale et pharyngienne, des gargarismes, un bain pendant lequel la malade garde un spéculum fenestré ; deux cuillerées sirop de Gibert. La cure se poursuit dans d'excellentes conditions. Après un mois, ulcérations de la pituitaire, de la gorge, guéries ; exostose diminuée de volume et indolente. Col utérin réduit, son ulcération guérie.Il reste encore un peu d'érythème à la lèvre et la syphilide auriculaire sur laquelle portent les brides du chapeau n'est pas entièrement cicatrisée.Amélioration notable de la santé de Mme X..., retour des forces, coloration du visage.

Retour à Challes l'année suivante, Mme X... a pris de l'embonpoint et ne s'est jamais aussi bien portée que pendant l'année qui vient de s'écouler. Exostose encore apparente. Persistance de la syphilide auriculaire.

N'ayant plus à garder les mêmes ménagements qu'en 1885, nous prescrivons un traitement plus intensif avec : eau en boisson 700 grammes, douche pulvérisée auriculaire ; bain, etc., et quatre cuillerées de sirop de Gibert par 24 heures. Il est continué pendant trois semaines. A son terme, la syphilide est entièrement cicatrisée depuis plusieurs jours et de tous les accidents qu'offrait Mme X..., il ne reste que l'apparence de son exostose.

Nous venons de démontrer l'importance du remontement de l'état général du syphilitique et comment la médication de Challes réalise cet heureux effet ; voyons maintenant le mode d'action de cette médication sur les lésions elles-mêmes de la maladie.

B. *Action sur les lésions.* — D'une façon générale, la médication de Challes, *agissant seule*, favorise et active l'évolution naturelle des lésions syphilitiques. Il convient de la suivre séparément aux deux âges de la maladie.

Elle hâte la regression des accidents naturellement résolutifs qui appartiennent plus particulièrement à la période secondaire.

Cette action résolutive ne saurait être mieux démontrée que par la guérison de syphilides papulo-squameuses palmaires et plantaires, avec kératose et fissures, lésions secondaires, mais qui se perpétuent bien avant dans la période tertiaire, d'une ténacité désespérante et qui, pour cette raison, arrivent en grand nombre à Challes.

Mme X... nous est adressée, en juillet 1884, par le docteur Colvis, de Paris. — 22 ans. Constitution strumeuse ; syphilis datant de deux ans. — Traitement méthodique, suivi pendant une année, mais n'ayant pu avoir raison de syphilides papulo-squameuses palmaires et plantaires. — En juin 1880, anasarque énorme et générale, avec albuminurie, consécutive à un refroidissement, jugée de nature spécifique de par son intensité, sa résistance, sans variation, à tous les moyens usités : lait, tannin, etc., et qui cède en quelques jours, après quatre mois de durée, à l'eau de Challes administrée à domicile.

Juillet 1881. — État de santé en apparence satisfaisant, teint pâle, anémié, embonpoint modéré, appétit capricieux et médiocre. Vergetures sur toute la surface du corps, pas d'albumine. Syphilides papulo-squameuses palmaires et plantaires avec hyperkératose ; les palmaires, compliquées d'ulcérations en fente au niveau des plis articulaires ; vitiligo sur le cou. Vu son état général, Mme X... est soumise à un traitement hydro-minéral simple. Il comporte, dans son plein et pour 24 heures, 500 grammes d'eau en boisson, un bain quotidien et une douche pulvérisée sur chaque main. — Il est bien supporté et développe un bon appétit. Au quinzième jour l'état général a beaucoup gagné ; teint coloré, embonpoint, vivacité. Squames et amas épidermiques tombés, ne se renouvellent plus, ont laissé à nu des surfaces rouges, mais sans animation ; ulcérations ouvertes et douloureuses. Interruption du traitement pendant 48 heures, motivée par embarras gastrique saisonnier et qui cède à un léger purgatif.

Au trentième jour et à la veille du départ, les ulcérations sont cicatrisées, les papules converties en macules à peine visibles, la peau souple et douce au toucher, le vitiligo seulement un peu pâli, mais toujours persistant.

Cette observation est remarquable en ce qu'elle nous montre l'eau de Challes amenant par ses seuls moyens la guérison de deux états de nature syphilitique, certaine pour l'un, seulement probable pour l'autre, quoique l'albuminurie syphilitique soit un fait aujourd'hui bien connu.

A la période tertiaire, les choses ne se passent plus de même. Les infiltrats, de nature gommeuse, diffus ou en foyer, ne sont plus susceptibles de résolution naturelle. Ils obéissent à un processus de ramollissement, de nécrobiose et d'élimination ulcérative qu'on a toujours intérêt à prévenir. En favorisant ces processus, la médication de Challes, exclusive, va à l'encontre du but à atteindre. C'est pourquoi j'en contre-indique absolument l'emploi dans tous les cas d'infiltrations et de gommes *non ouvertes*. Je la combine alors avec les médicaments spécifiques, et j'institue le traitement complexe ou mixte dont nous parlerons tout à l'heure et qui procure des résultats prompts et décisifs par l'intensité qu'il nous est permis de lui donner. Nous voyons alors les gommes les plus avancées et prêtes à se rompre rétrocéder et disparaître par résorption. Mais presque toujours les malades nous arrivent à la phase ulcérative, et alors il n'y a plus crainte à avoir de leur appliquer la cure de Challes, exclusive, si elle est commandée par l'état général, ou si on la juge suffisante. Elle ne produit plus que des effets de réparation favorables par élimination des parties mortifiées, bourgeonnement et cicatrisation des surfaces ulcérées, etc.

Dans ses effets sur la syphilis, le rôle de la médication de Challes est-il borné à une action interne reconstituante, et externe substitutive? Si tant est qu'il ait quelque chose de spécifique, son action, dans ce sens, est restreinte, sans doute, à la mise en valeur du mercure accumulé par les traitements antérieurs et à l'action de l'iodure que renferme l'eau. La quantité de cet iodure est minime comparée aux doses pharmaceutiques du médicament. Elle n'est cependant pas indifférente et je trouve une preuve de son intervention dans certains faits d'arrêt de poussées discrètes de syphilides tertiaires, par l'eau de Challes prise à domicile, observés chez des sujets éminemment sensibles à l'iodure des officines.

Invoquerai-je l'influence possible de l'eau de Challes sur le bacille de Lustgarten? Je le ferai d'autant moins que la spécificité du microbe n'est pas, que je sache, généralement admise.

2" *Action indirecte ou adjuvante du traitement mercuriel.* — La médication de Challes, combinée aux médicaments spécifiques de la syphilis, a une importance non moins grande qu'appliquée isolément. Elle accroît surtout la tolérance et l'activité des préparations mercurielles. Ce n'est pas ici le lieu de discuter la valeur thérapeutique de ces préparations. Cependant, ne serait-ce que pour montrer la nécessité de seconder leur intervention, nous devons dire que l'expérience tend à leur retirer quelque peu de l'action neutralisante du virus que leurs partisans les plus fervents leur attribuent, et à restreindre leur importance à l'effacement des symptômes pour un temps plus ou moins long. Leur utilité n'en est pas moins énorme en dépit de leur insuffisance et de leurs inconvénients.

Ces inconvénients sont l'action bien connue qu'elles exercent sur les gencives, l'estomac et l'intestin, et leur action sur le sang. Le mercure est un agent de destruction organique et de dénutrition.

A forte dose, il détermine très rapidement la diminution du chiffre des globules ; à dose moindre, mais prolongée, il produit également ce résultat, qui survient plus vite en cas de gingivite et de diarrhée (1). (Wilbouchevitch.)

La médication de Challes, faite simultanément avec le traitement mercuriel, prévient tous ces accidents Elle les atténue et elle les guérit lorsqu'ils préexistent à son intervention. Ce traitement mixte a été expérimenté, dans son service de Lourcine, par notre regretté confrère et ami le Dr Martineau, dont je ne saurais mieux faire que de reproduire ici les paroles (2) :

« Nous observons des malades qui ont une intolérance absolue pour le mercure ; nous en observons chez lesquels ce médicament ne paraît avoir aucune action médicatrice. Aux uns et aux autres, donnez de l'eau de Challes, un verre le matin, le mercure le soir, et vous verrez l'intolérance céder rapidement, ainsi que cet état de passivité de l'organisme, vis-à-vis du mercure... C'est probablement aussi à cette action des sulfureux, facilitant l'absorption et l'élimination du mercure, que je dois de pouvoir donner le mercure à des doses élevées, lorsqu'il faut agir rapidement, sans provoquer la stomatite mercurielle, et même de combattre cette dernière, aussi efficacement qu'avec le chlorate de potasse, lorsqu'elle s'est, par hasard, développée chez mes malades soumis au traitement mercuriel ordinaire. »

Ainsi que l'affirme Martineau, l'eau de Challes confère à l'organisme une tolérance extraordinaire à l'égard du mercure. Nous arrivons, en effet, à faire prendre des doses considérables de ce médicament, dans certains cas spéciaux, où il importe d'agir vite et de frapper fort.

____

(1) D'après Hallopeau, Robin, Liégeois, le mercure serait reconstituant au moins pendant un certain temps.

(2) Leçons sur la thérapeutique de la syphilis, *Union médicale*, 3e série, septembre-octobre 1880.

Notre pratique est ainsi réglée. Nous donnons un jour d'avance au traitement hydriatique. Dès le lendemain, nous lui adjoignons le traitement mercuriel, sous forme de frictions, quand nous pouvons les faire accepter, et alors aux doses successives de 4, 6, 8, et 10 grammes d'onguent napolitain par 24 heures; mais le plus souvent sous forme de bichlorure associé, en pilules, à l'extrait thébaïque. Nous débutons par 2 centigrammes et chaque jour nous augmentons cette dose d'un centigramme jusqu'à production de l'effet thérapeutique. Nous arrivons ainsi à 6, 7 et 10 centigrammes, que nous n'avons pas encore dépassés, et nous continuons l'administration quotidienne de cette dose pendant la durée du séjour du malade, la diminuant progressivement à la période ultime. Elle est prise en une seule fois, le soir, le plus loin possible de la dernière verrée d'eau minérale, afin d'éviter la formation des sulfures insolubles. La cure se poursuit sans incident, n'occasionne ni ptyalisme, ni troubles gastro-intestinaux, ni perte d'appétit. Loin de maigrir, le corps gagne en poids. C'est au point que l'on serait tenté de croire que la pilule traverse le tube digestif, sans altération, si l'on ne savait que l'hygrométrie de l'extrait thébaïque en assure la dissolution, et si l'on ne voyait les symptômes de la maladie s'amender promptement. Comme exemple de tolérance du médicament et d'efficacité du traitement, je vais citer, aussi brièvement que possible, une observation qui a trait à un cas de syphilis secondaire rebelle, chez un dartreux ayant des habitudes d'intempérance.

M. X... arrive à Challes le 4 juin 1882. 43 ans, fort et bien musclé. Herpétisme héréditaire ; eczéma intertrigineux occupant les cuisses et les aisselles, depuis l'âge de 21 ans. Habitudes alcooliques.

En août 1881, chancre infectant. — En décembre, plaques muqueuses de la bouche attirant l'attention du malade qui découvre une roséole sur son corps. Depuis janvier jusqu'à ce jour, il n'a cessé de se soigner. Il a pris, dans cet intervalle :

270 pilules de proto-iodure à un centigramme; 1,500 grammes de liqueur de Van Swieten; 300 grammes de sirop de Gibert.

En dépit de ce traitement, il se présente à nous dans l'état suivant : syphilides nummulaires de la grandeur d'une pièce d'un franc, papulocroûteuses, avec épaississement du derme, occupant le bas des reins et les membres inférieurs, au nombre de vingt environ ; syphilides papuleuses, cerclées, au pourtour de l'anus ; syphilides papulo-squameuses à chaque tempe ; desquamation épithéliale sur la partie médiane du dos de la langue ; plaque muqueuse ulcérée sur son bord gauche.

Eczéma intertrigo en nappe, en haut et en dedans de chaque cuisse ; en petits placards disséminés, sous les aisselles.

Traitement hydriatique : eau en boisson 200 grammes, progressivement portée à 600 grammes par 24 heures, bain quotidien, gargarismes, lotions.

5 juin. Cautérisation, au nitrate d'argent, de la plaque muqueuse ulcérée.

6 juin. On commence le traitement mercuriel par une pilule de bichlorure à 2 centigrammes. Cette dose initiale est augmentée d'un centigramme à chacun des jours suivants.

15 juin. État général excellent, appétit bon ; plaque muqueuse guérie ; syphilides affaissées. Le malade a pris hier 8 centigrammes de bichlorure ; il continue cette dose, sans l'augmenter davantage, jusqu'au 23. Doses décroissantes à partir de ce jour.

Départ le 26. Langue guérie, moins une petite tache centrale où l'épithélium fait encore défaut. Toutes les syphilides sont guéries ; aux places occupées par celles des reins, peau lisse, unie, normale, moins une coloration rosée disparaissant sous le doigt ; aux membres inférieurs, la peau a les mêmes caractères, mais avec coloration pigmentaire.

Eczéma des cuisses guéri, également avec coloration pigmentaire. Placards des aisselles très atténués, mais encore apparents.

État général excellent, teint frais et rosé, *embonpoint acquis pendant la cure.*

Des remarques et des faits que nous venons d'exposer, nous sommes en droit de conclure que l'eau de Challes prévient et dissipe les accidents du traitement mercuriel, qu'elle étend, agrandit et réveille l'action de ce traitement, qu'elle en est un adjuvant, utile en toute circonstance, indispensable en beaucoup de cas et que, de la sorte, elle exerce sur la syphilis une influence indirecte des plus heureuses.

Lorsque nous appliquons le traitement mixte à la syphilis tertiaire, et c'est le cas le plus fréquent, nous adjoignons au mercure l'iodure de potassium, que nous donnons alors avant les repas aux doses de 4 à 8 grammes par 24 heures, suivant l'urgence. Lorsqu'il n'y a pas indication d'agir vite et que l'état général est surtout en souffrance, nous donnons 2 à 4 cuillerées de sirop de Gibert comme appoint du traitement hydriatique.

Comme exemple de traitement mixte intensif et complet, nous citerons l'observation suivante :

Le 22 juillet 1882, arrive à Challes, où il est adressé par le Dr Martineau, M. X..., âgé de 36 ans, habitant une petite ville de province. Syphilis il y a 7 ans. Premières manifestations bénignes et traitées insuffisamment. Mariage il y a deux ans, pas d'enfants. En mars dernier, coryza qui persiste, avec gêne et sensation d'embarras dans les fosses nasales, besoin de se moucher, bien que les sécrétions soient peu abondantes d'abord. Elles augmentent, prennent une odeur fade ; mais M. X... ne s'inquiète que lorsqu'il s'aperçoit que son nez se déforme. Il accourt à Paris, consulte le Dr Martineau qui, après lui avoir pratiqué quelques injections de peptone ammoni-mercurique, l'envoie à Challes.

État actuel. M. X... présente d'une façon apparente, mais encore peu accentuée, la déformation typique caractérisée par l'aplatissement et l'élargissement de la voûte du nez avec enfoncement de la racine et relèvement des narines. Il est impossible d'apercevoir la lésion, qui me paraît correspondre à une carie raréfiante occupant les parties élevées des fosses nasales, lame criblée de l'ethmoïde, ou bord supérieur du vomer. De ce côté, les surfaces sont recouvertes de mucus jaune verdâtre et de croûtes de coloration foncée. Sécrétions moins abondantes et surtout moins odorantes qu'en cas de nécrose. Enchifrènement, voix nasonnée. État général et fonctions digestives satisfaisants. Il y a indication d'agir vite afin d'enrayer la syphilose et la déformation du nez. En conséquence, je prescris un traitement intensif et progressif, qui, dans son plein à la fin de la première semaine, comporte par 24 heures 1,000 gr. d'eau de Challes en boisson, deux irrigations et une pulvérisation nasales ; un bain fortement minéralisé, 6 grammes d'iodure de potassium avant le repas, 10 centigrammes de bichlorure associé à l'extrait thébaïque et pris en une pilule au moment du coucher. Traitement bien toléré, appétit excellent, digestions bonnes et normales. Diminution des sécrétions et de la gêne habituelle ressentie du côté du nez, respiration plus libre, voix meilleure.

Durée de la cure 25 jours. Diminution progressive des doses dans les 8 derniers. Au départ, je constate que la déformation du nez n'a pas augmenté, ce qui, avec l'atténuation considérable de tous les symptômes, me permet de conclure que la syphilose est non seulement enrayée, mais en voie de régression très avancée. En effet, au mois de novembre suivant, j'apprends du Dr Martineau que la guérison complète de M. X... a suivi de près son départ de Challes.

Le cadre de cette étude générale ne me permet pas de pousser plus avant le tableau de la syphilis à Challes. Je le résumerai en posant les indications de la médication de la façon suivante :

1° La cure de Challes est indiquée simplement dans le cours du traitement normal de la syphilis commune, à la fin des deux ou trois premières années. Elle sera appliquée dans un intervalle de repos de ce traitement et aura pour objectif de remonter l'organisme plus ou moins déprimé par la maladie et la médication spécifique, et de le mettre ou de le maintenir en état de poursuivre fructueusement et sans dommage la lutte engagée ;

2° Elle est indiquée également dans le cas de retour d'accidents par suite de traitement insuffisant ou mal fait ;

3° Elle est formelle toutes les fois que le traitement spécifique est mal supporté ou qu'il est impuissant ;

4° Elle est plus formelle encore lorsqu'il s'agit de syphilis irrégulière, tenace et grave du fait de l'état général du sujet (débilité, chloro-anémie, surmenage, scrofulo-tuberculose, impaludisme, alcoolisme, jeune âge, vieillesse, etc.); lorsqu'un organe important est menacé ou atteint et qu'il convient par un traitement de haute lutte d'enrayer promptement les accidents avant qu'ils aient produit des désastres irréparables (syphilose cérébrale, médullaire, nasale, pharyngienne, laryngienne, etc.).

Pour la syphilis héréditaire, je parle de celle dont les manifestations se montrent après la première enfance, les indications sont les mêmes que pour la syphilis acquise, avec cette aggravation qu'elles sont souvent plus pressantes, à cause du jeune âge des sujets, de leur mauvais état général et de la gravité des accidents qu'ils présentent. Par une sorte de fâcheux privilège, les fosses nasales, à en juger par les faits que j'observe à Challes, sont le siège de prédilection de ces accidents toujours compliqués alors de lésions osseuses, ce qui s'explique par le fait que la maladie, généralement méconnue dans sa nature et plutôt attribuée à la scrofulo-tuberculose, n'est soignée que tardivement.

Quelques mots, pour finir, sur le traitement dit *d'épreuve ou de contrôle* et ses prétentions révélatrices à l'égard des restes de syphilis encore en puissance dans les organismes atteints. Autrefois préconisé par Lambron, il a été récemment condamné devant la Société d'Hydrologie, dans une discussion au cours de laquelle les médecins de Luchon, son berceau, n'ont pas été les moins sévères à son endroit. Il a été démontré que les manifestations qu'il ramenait quelquefois au jour, n'étaient pas le résultat de l'action directe des eaux, mais celui des fatigues, du surmenage, en un mot de la débilitation causée par des sudations excessives, des douches hyperthermiques prolongées et répétées à outrance et que les accidents ainsi provoqués étaient souvent dangereux.

La médication de Challes, telle que nous l'appliquons, efface, guérit et ne rallume pas la syphilis, et nous ne comprenons pas, dans ses indications, l'*examen de conscience*, qui expose souvent à des mécomptes cruels ceux qui se soumettent à son épreuve.

§ III. Arthritisme (*Goutte, Rhumatisme*).

Conséquence d'un trouble fonctionnel général, caractérisé par la paresse et par la lenteur des échanges nutritifs et occasionnant des surcharges et des dégénérescences, l'arthritisme est une diathèse héréditaire, dont les déterminations, d'ordre congestif, inflammatoire, souvent paroxystique, sont susceptibles de localisation, non seulement sur les articulations, mais sur tous les appareils.

La médication de Challes s'affirme contre la diathèse elle-même, en tant qu'eau alcaline et iodurée, par ses qualités altérantes, par ses propriétés diurétiques et résolutives et par l'activité fonctionnelle qu'elle communique à l'organisme.

Des affections de cette diathèse, Challes revendique spécialement celles qui ont pour siège : les organes respiratoires, (rhinites vaso-motrices, angines granuleuses, bronchites congestives, etc.); la peau (eczéma, acné rosée, urticaire, etc.); l'utérus et ses annexes. Les localisations sur les autres organes, voies digestives, reins, etc., constituent également des indications importantes, mais secondaires pour nous. Nous passerons rapidement en revue toutes ces affections dans les articles spéciaux aux maladies de chaque appareil.

Pour le moment, je ne retiendrai que ce qui concerne la goutte et le rhumatisme, après avoir dit cependant l'intérêt majeur qu'il y a à prescrire de bonne heure la cure de Challes aux enfants, nés de parents goutteux et arthritiques, et qui déjà présentent les signes de leur tare originelle par une disposition aux rhumes, aux coryzas, aux angines, à l'obésité précoce, à l'urticaire, à la gravelle, etc. Les enfants supportent mal les cures alcalines, qui les débilitent; il n'en est pas de même de celle de Challes dont l'action tonique et reconstituante va de pair avec l'action profondément modificatrice.

1° *Goutte*. — On fait aux eaux sulfureuses, appliquées à la goutte articulaire, deux reproches. On les accuse d'abord, par l'excitation qu'elles produisent, de provoquer le retour d'accès aigus de la maladie, et ensuite, en raison de leur faible minéralisation, de n'agir qu'en surface et d'être impuissantes à combattre la dyscrasie.

Il est possible que les eaux sulfureuses simples soient passibles de ces reproches; mais, au cours d'une discussion sur ce sujet, devant la Société d'Hydrologie, en 1888, j'ai démontré qu'ils n'étaient pas applicables à la cure de Challes. Après avoir rappelé la modération avec laquelle elle procède en toute circonstance, j'ai cité quelques-unes de mes observations relatives à des malades goutteux, qui n'en ont éprouvé ni crise aiguë ni même d'excitation.

J'ai démontré également que non seulement la cure de Challes agit favorablement sur les manifestations extérieures de la maladie, les engorgements, les raideurs articulaires, les complications cutanées, bronchitiques, etc., mais qu'on ne pouvait refuser une action altérante à une eau renfermant 1 gr. 36 de principes fixes, parmi lesquels figurent les éléments les plus actifs de l'arsenal thérapeutique, la soude, agent antidiathésique par excellence, le soufre, l'iode, le brome, etc. A l'appui de cette opinion j'ai, en outre, cité le fait d'un goutteux, à la veille de l'échéance périodique d'un accès revenant de deux en deux ans et qui, observé par moi, pendant trois années consécutives, attendait encore ledit accès (1).

De la facile tolérance de la cure de Challes il serait imprudent de conclure qu'elle peut être appliquée sans discernement à tous les goutteux. Son indication pleine et entière s'applique à la goutte atonique, c'est-à-dire à la forme de la maladie où l'accès se fait en longueur, au lieu de se faire en acuité, quand l'organisme, déjà en état de déchéance soit par l'abus des alcalins, soit par les progrès de la maladie, l'âge ou toute autre cause, ne réagit plus ou ne réagit que faiblement, que le gonflement des jointures persiste pendant des mois, sans douleur vive, et que l'on marche à l'impotence.

Alors, la tolérance peut être extrême. J'ai vu un goutteux de cette catégorie, se soignant sans conseils médicaux, prendre par 24 heures 2 litres d'eau de Challes, un bain fortement minéralisé, se promener l'après-midi dans la montagne, le corps couvert de flanelle, se trouver bien de ce régime et le prolonger, sentant ses forces revenir et ses jointures s'assouplir.

Lorsque la goutte en est à la période floride, je restreins la cure au traitement des complications qui la motivent et à la prescription des moyens hygiéniques. En terminant, je louerai sans réserve l'action sédative et résolutive des douches pulvérisées chaudes sur les petites jointures gonflées et douloureuses des mains et des pieds.

2° — *Rhumatisme*. Nous le traitons, en douceur, par l'eau en boisson, par les bains, les douches pulvérisées chaudes lorsqu'elles sont applicables, le massage. Nous nous adressons à la diathèse, au moins autant qu'à l'état local. Notre but est de prévenir les attaques ultérieures et de mettre l'économie en état de défense contre leur retour offensif, tout en guérissant les lésions articulaires et autres qui peuvent exister. Mais

(1) ROYER. Observations de goutteux traités à Challes (*Annales de la Société d'Hydrologie médicale de Paris*, t. XXXIII, 1888).

lorsque celles-ci sont profondes, anciennes, invétérées, en quelque sorte organisées ; lorsqu'elles demandent un traitement externe de haute intensité, de fortes douches, elles ne sont plus du ressort de Challes.

La médication de Challes est tout à fait appropriée au rhumatisme chez les enfants même excitables, et ayant des troubles digestifs, à plus forte raison lymphatiques et scrofuleux. Les observations suivantes donneront une idée des cas où elle est utile et recommandable.

Mlle X..., 20 ans, ascendants arthritiques, bonne constitution, bien réglée, atteinte depuis quatre ans d'une diathèse rhumatismale qui se manifeste par des accès aigus revenant trois ou quatre fois par an et caractérisés par des douleurs articulaires dans les membres et la colonne vertébrale, avec gonflement, éruption au niveau des jointures envahies, vomissements qui persistent pendant la durée de l'accès.

En 1880, amaurose essentielle, de nature rhumatismale, aujourd'hui guérie. Bourbon-Lancy, Royat sont sans effet sur la diathèse ; Néris donne un mauvais résultat.

Arrivée à Challes le 13 août 1882, sortie depuis un mois de la dernière crise. Apparence de santé parfaite ; rien au cœur ; jointures libres ; eczéma lichénoïde au-devant des genoux et des cous-de-pied ; angine granuleuse ; chaque jour, 300 grammes d'eau de Challes en boisson, bain fortement minéralisé ; une pulvérisation pharyngienne de 30 minutes et deux gargarismes. Ce traitement, ainsi constitué dans sa plénitude, ne cause que du bien-être dans son application ; continué jusqu'au 1er septembre. Au départ, état général parfait, eczéma presque éteint.

Mlle X... revient à Challes l'année suivante. Elle n'a eu qu'une légère crise de son rhumatisme, au printemps dernier, crise anodine et de courte durée ; elle n'éprouve plus rien à la gorge et toute trace d'eczéma a disparu ; seconde cure, pareille à la première. Les dernières nouvelles que j'ai eues de Mlle X... remontent à deux années après cette cure. Aucune manifestation de la diathèse ne s'était reproduite dans cet intervalle.

M. X..., 12 ans, arrive le 19 juillet à Challes, où il m'est adressé par le Dr Bourgeois, de Paris. Ascendants arthritiques. Père très goutteux. Rougeole, scarlatine, hémophilie (frère également hémophile), hémorragies abondantes, nasale après scarlatine, vésicale après purgation. Il y a deux ans, hydarthrose du genou droit, consécutive à une arthrite de médiocre intensité, déterminée par une chute. Persistance jusqu'à ce jour, sans interruption malgré traitement : immobilisation, compression, vésicatoires, teinture d'iode, *cure prolongée à une station d'eau chlorurée.*

Etat actuel : Apparence lympho-arthritique, obésité commençante, teint blême, pâle. L'enfant ne va qu'en voiture ou est porté. Station debout et marche difficiles et très pénibles, genou droit volumineux, dépressions péri-articulaires effacées ; peau rosée, chaude, légèrement œdémateuse, sensibilité à l'exploration, hydarthrose considérable.

L'articulation est le siège d'une poussée occasionnée par le voyage. Poussées antérieures fréquentes à la suite de causes futiles et même souvent sans cause et, quelle que soit l'amélioration acquise, ramenant l'état primitif. Fonctions digestives bonnes.

Traitement. — Deux cures de 25 jours chaque, séparées par un repos d'un mois. Pour chacune : par 24 heures, eau en boisson, progressivement de 200 à 800 grammes, bain, douche pulvérisée sur le genou. Effets sédatifs, calmants et résolutifs. L'acuité du début et une nouvelle poussée survenue au bout de quinze jours, après un essai de marche prolongée, sont apaisées promptement. Ensuite, amélioration progressive, constante ; diminution du volume du genou et du liquide ; retour des mouvements et de l'usage du membre. La voiture n'est plus utilisée que pour les grandes courses ; l'enfant, très vif, marche, court, grimpe et transgresse mes prescriptions. L'avant-veille de son départ, fixé au 6 septembre, nouvelle poussée à la suite d'un choc reçu en se balançant. J'ajourne le voyage et fais continuer le traitement ; apaisement rapide. Rentrée à Paris le 12 septembre. Depuis, l'amélioration n'a cessé de s'accentuer chaque jour, pas de retour d'accidents. L'enfant fait de longues courses à pied, a repris ses études. Il doit, du reste, revenir encore à Challes.

§ IV. Rachitisme

Expression de scrofule (Hufeland), de syphilis (Boërhave), opinion récemment remise au jour et brillamment soutenue par le professeur Parrot, le rachitisme a aujourd'hui tendance à être plus spécialement considéré comme la conséquence d'une nutrition défectueuse et insuffisante, surtout dans les éléments indispensables à l'organisation osseuse : chaux et phosphates alimentaires. Maladie du squelette, particulière au premier âge de l'enfant, elle évolue suivant son processus de ramollissement et de déformation jusqu'à la cinquième année, en devenant de moins en moins fréquente à partir de la deuxième. Au delà, elle est tout à fait rare.

Il y a grand intérêt à traiter promptement le rachitisme,

afin de prévenir la multiplication et l'aggravation des déforu mations et de corriger celles déjà produites. Notre savant ami le Dr J. Simon, dont la compétence en thérapeutique infantile est si grande, envoie ses petits malades, à partir de deux ans, soit à une station thermale, soit à la mer. Pour ma part, j'ai eu occasion d'appliquer la médication de Challes, et avec un plein et prompt succès, à un enfant plus jeune encore.

Né, avant terme, d'un père syphilitique, atteint de diarrhée chronique et ayant, comme on voit, toutes raisons de faire du rachitisme, il avait *dix-huit mois* lorsqu'il arriva à Challes. Il présentait l'aplatissement latéral des côtes et le gonflement des articulations chondro-costales caractéristiques. Je lui donnai l'eau de Challes en boisson, à la dose de deux, puis de trois et de quatre cuillerées, matin et soir, et chaque jour, un bain additionné d'un, puis de deux et enfin de trois litres d'eau minérale. Au bout d'une semaine, la lienterie était arrêtée, les voies digestives étaient revenues à un fonctionnement régulier et commençait une nutrition réparatrice dont les effets apparurent et s'accentuèrent rapidement. Après trois semaines de séjour, l'enfant était méconnaissable. J'ai eu occasion de le revoir quatre années plus tard ; il était bien développé, droit, vif et intelligent ; l'aplatissement latéral des côtes s'était, en grande partie, corrigé, et il ne restait, comme vestige de rachitisme, qu'un peu de proéminence du sternum.

La facile tolérance de la médication de Challes, son action bienfaisante aux troubles des fonctions digestives et respiratoires, ses effets toniques et reconstituants, les conditions topographiques et climatériques de la station où elle est administrée, font de Challes un lieu de séjour tout à fait approprié aux maladies de l'enfance et au rachitisme en particulier.

§ V. Maladies chroniques des voies respiratoires

Elles forment la clientèle la plus nombreuse de la station, où elles arrivent chaque année de plus en plus, en raison de l'appropriation des moyens de traitement, de leur perfectionnement et des résultats thérapeutiques obtenus.

Elles comprennent les maladies du nez et de l'arrière-cavité des fosses nasales, du pharynx, du larynx, de la trachée et des bronches, les adénopathies bronchiques et l'asthme.

1° *Maladies du nez et du naso-pharynx*. — Autrefois négligées, elles ont pris une importance considérable dans le cadre nosologique, depuis quelques années. On conseillera la cure de Challes aux malades atteints d'eczéma du vestibule des fosses nasales, de fissures de l'entrée narinaire, de catarrhe chronique, scrofuleux, hypertrophique, de rhinite congestive ou vaso-motrice, de rhinite atrophique ou ozène vrai, de syphilose et de catarrhe naso-pharyngiens.

Le vestibule est susceptible d'*eczéma*, en raison de ce fait que son revêtement est formé par la peau réfléchie des régions voisines qui conserve ses dispositions morbides en même temps que sa structure anatomique. L'eczéma vestibulaire prend souvent la forme impétigineuse, il est surtout propre aux strumeux, s'accompagne de croûtes, d'obstruction narinaire, de rhinite antérieure et demande à être soigné sérieusement. Les douches pulvérisées jointes au traitement général en ont sûrement raison.

On s'étonnera moins de me voir recommander la cure de Challes pour les *Fissures* de l'entrée narinaire, lésions en apparence de peu d'importance, après réflexion qu'elles sont très rebelles, que, conséquences ordinaires soit d'eczéma, soit de catarrhe chronique, elles sont, chez les strumeux, cause de lymphangite avec œdème lymphatique et gonflement de la lèvre supérieure, qu'elles sont une porte toujours ouverte aux germes infectieux, et souvent le point de départ d'érysipèles à répétitions. J'ai eu cinq ou six fois, l'occasion d'appliquer la cure de Challes en vue d'érysipèles récidivants de la face. Dans les deux seuls cas qu'il m'a été permis de suivre plusieurs années, j'ai eu la certitude que le succès avait été complet.

Le catarrhe chronique est caractérisé dans son expression la plus large par le gonflement, la rougeur et les altérations de sécrétion de la pituitaire. Presque toujours sous la dépendance d'un état général qui le perpétue, il est ordinairement bilatéral, avec prédominance marquée, par un privilège inexpliqué, pour le côté gauche. Son siège de prédilection est la muqueuse des cornets, surtout celle de l'inférieur, puis celle de la cloison. Il pousse aussi volontiers des irradiations du côté des trompes et du pharynx. Il se présente sous des formes variées, dans le détail desquelles je ne puis entrer, et que je ramènerai aux types les plus saillants.

Très fréquent chez l'enfant et se rattachant surtout à la strume, il est remarquable alors par l'abondance et la nature de ses sécrétions, qui sont volontiers purulentes, et par sa localisation sur la partie antérieure des cornets inférieurs. Cette forme guérit très bien à Challes, en même temps que la cause qui l'entretient.

La persistance du catarrhe entraîne des modifications de structure de la muqueuse qui aboutissent à l'hypertrophie. L'obstruction des fosses nasales devient alors le phénomène dominant. Intermittente d'abord, et se produisant, à l'occasion de causes multiples, par réplétion sanguine du tissu caverneux des cornets, elle devient de plus en plus permanente, au fur et à mesure que la muqueuse s'épaissit, perd son élastictié et que le tissu caverneux revient moins sur lui-même. Dans le catarrhe hypertrophique, les altérations de sécrétion sont variables. Dans le cas ordinaire la sécrétion est abondante ou modérée et de nature muqueuse ; dans d'autres cas, plus rares, une impression de sécheresse accompagne la sensation d'obstruction que le patient cherche à vaincre par des expirations nasales brusques et fréquentes, c'est le catarrhe sec ; quelquefois enfin, il y a des sécrétions aqueuses très abondantes, c'est la *rhinorrhée*.

La cure de Challes s'applique à toutes ces formes avec la certitude de procurer toujours du soulagement, et la guérison si l'on persévère suffisamment. L'amélioration ne commence que dans les mois qui suivent la cure : il est exceptionnel qu'elle s'accuse pendant sa durée, comme dans le cas suivant, que je résume brièvement.

Il concerne un malade âgé de 57 ans, qui m'est adressé à Challes le 28 juin 1888 par le Dr Barthélemy, de Paris.

Apparence robuste. Ascendants arthritiques. Antécédents personnels : syphilis, rhumatisme chronique et vague, coryzas fréquents, avec enchifrènement et sécrétions abondantes ; pendant les hivers principalement, toux, expectoration et oppression. Etat actuel : catarrhe nasal hypertrophique double, surtout localisé sur les cornets inférieurs ; obstruction complète à droite. Déviation de la cloison de ce côté, déterminant une atrésie de la fosse nasale qu'augmente encore un gonflement de la crête du maxillaire à l'entrée narinaire. Muqueuse peu dépressible au contact du stylet. L'opportunité d'une opération pour rétablir la perméabilité nasale a été discutée et reste subordonnée au résultat de la cure.

La respiration se fait généralement par la bouche ; toux, expectoration, râles disséminés, emphysème, privation de sommeil. Fonctions digestives bonnes. Urines chargées d'acide urique.

Le traitement comporte l'eau de Challes en boisson, en irrigations nasales, en douches pulvérisées nasales et pharyngiennes, en gargarismes, en bains de pieds, et en bains généraux, lorsque l'état des bronches est amendé.

Au 17 juillet, c'est-à-dire après trois semaines de traitement, M. X... ressent une sorte de détente subite et une sensation de bien-être inaccoutumé que lui donne le retour de la perméabilité de ses fosses nasales. Cessation de l'oppression nocturne, sommeil. Diminution du gonflement de la muqueuse et des sécrétions. Ces phénomènes s'accusent les jours suivants. Départ le 28 juillet. Retour à Challes le 5 août de l'année suivante. L'amélioration est considérable. L'hiver dernier s'est passé sans coryza, sans bronchite, sans oppression. Il n'y a plus d'enchifrènement. Le sommeil est bon, et M. X.. dort maintenant sur le côté gauche, ce qui lui était impossible. La muqueuse est revenue sur elle-même, rose et pâle, les sécrétions nulles. La seconde cure complète la guérison.

La *rhinite congestive* ou *vaso-motrice* est particulière aux arthritiques. Intermittente et paroxystique, elle est liée à un état d'irritabilité souvent excessif de la muqueuse, qui réagit à propos des causes les plus légères, souvent même inaperçues, devient alors turgide, provoque de l'enchifrènement, des sécrétions nasales abondantes, du larmoiement et accuse tous les symptômes d'un coryza aigu. L'asthme, quand il n'est pas le compagnon, est souvent l'aboutissant de la rhinite vaso-motrice. L'exagération des réflexes, d'autant plus grande que la pituitaire conserve quelque reste d'inflammation, rend quelquefois délicate l'application du traitement local. Il doit être fait dans une période de calme de l'affection, être conduit avec modération, en usant d'irrigations courtes et pratiquées avec de petites quantités de liquide, que l'on augmente au fur et à mesure

— 55 —

que s'établit l'accoutumance au contact de l'eau de Challes. Celle-ci, du reste, est souvent parfaitement tolérée dès le début, et ne détermine aucune réaction comme dans le cas suivant :

Le 5 août 1887, arrive à Challes, où elle m'est adressée par le Dʳ Gibert, du Havre, Mme X..., belle jeune femme de 21 ans, dont la santé serait excellente si elle n'était troublée depuis quatre ans par une disposition à des coryzas de plus en plus fréquents, qui surviennent à tout propos et souvent sans raison apparente. Mme X... ne peut aller à un bal, à un spectacle, sans être prise d'éternuements violents, de rhinorrhée, de larmoiement... et de tous les symptômes d'un coryza, de courte durée généralement. Elle en a eu un, l'an passé, qui a cependant persisté pendant deux mois.

Ascendants arthritiques à un haut degré. Antécédents personnels : fièvre typhoïde grave dans le jeune âge ; angine couenneuse bénigne, il y a onze ans. Etat actuel : Mme X... est dans une période de calme complet, et l'examen du nez n'offre rien d'anormal.

Le traitement comporte l'eau de Challes en boisson, en irrigations et en pulvérisations nasales, en gargarismes. Il est admirablement supporté pendant les trois semaines de sa durée. Aucune réaction ni fatigue. J'ai vu à plusieurs reprises Mme X... l'hiver suivant. Elle n'a pas eu de coryza depuis sa cure ; elle va au théâtre sans en être incommodée et se considère comme étant guérie.

L'*ozène vrai*, ainsi qualifié pour le distinguer de l'ozène secondaire, qui est presque toujours d'origine syphilitique, relève essentiellement des eaux de Challes. « Quant au coryza, connu sous le nom d' « ozène », le traitement est aussi spécial que cette affection est rebelle. Je le combats à l'aide des eaux de Challes (1). »

La pathogénie de l'ozène n'est pas encore élucidée. Aucune des explications qui en ont été données n'est entièrement satisfaisante. Le fait le plus général est l'atrophie concomitante du squelette et de la muqueuse des fosses nasales. Elle est assez constante pour motiver, comme désignation synonymique de la maladie, le nom de « rhinite atrophique ». Pour quelques auteurs cette atrophie serait congénitale ; des présomptions plus acceptables portent à la considérer comme consécutive à

(1) Dʳ Jules Simon, *loc. cit.*

un catarrhe préalable en état de régression, le catarrhe purulent des scrofuleux, dont nous avons parlé plus haut. On n'as-
siste pas à l'évolution formatrice de l'ozène, car les sujets ne
viennent réclamer les soins du médecin que lorsque la maladie
est constituée. J'ai cependant eu, pendant la saison dernière,
la bonne fortune d'examiner une petite fille de six ans, accom-
pagnant sa mère ozéneuse. L'enfant ne présentait pas encore
d'atrophie et cependant ses sécrétions se concrétaient déjà en
croûtes et étaient odorantes. Pour moi, l'atrophie n'est pas la
cause de la fétidité, et cela est si vrai, qu'on a constaté et j'en ai
moi-même un exemple dans mes observations, des cas de
rhinite atrophique sans odeur. La fétidité est inhérente aux
sécrétions; mais est-elle contemporaine de leur formation, ou
bien le résultat d'une fermentation immédiatement consécutive (Krause)? Le fait n'est pas encore élucidé pas plus que
le rôle des bactéries du genre coccus, dont Loewenberg a constaté la présence en si grand nombre dans leur milieu. Il y a
tout lieu de croire que ces cocci ne se fixent et ne pullulent sur
la muqueuse qu'à la suite de son altération. Celle-ci prend
l'aspect granuleux d'une membrane pyogénique, mais n'est
jamais le siège d'ulcérations ainsi qu'on le supposait avant
l'usage des méthodes actuelles de rhinoscopie et lorsqu'on
regardait l'ozène comme étant toujours une expression de scrofule. Sans revenir à cette ancienne interprétation, je suis persuadé cependant qu'un terrain dyscrasique favorise le développement de l'ozène vrai. Quelques ozéneux d'apparence robuste
mis à part, la généralité est représentée par des sujets de faible
résistance vitale. C'est ainsi que la maladie, sans être exclusive
au sexe féminin, a pour lui une prédilection caractéristique;
qu'elle apparaît surtout à l'âge de la puberté, époque la plus
fréquente de la chloro-anémie, et que ses symptômes s'exa-
gèrent au moment des règles, phase de dépression passagère
pour la femme.

Il convient de traiter la maladie de très bonne heure, afin de
prévenir ou d'arrêter l'atrophie qui constitue sa lésion essentielle.

Trois indications sont à remplir : tenir les fosses nasales

dans un état de propreté aussi complet que possible ; agir sur la muqueuse pour modifier les altérations de sa structure et de ses sécrétions ; reconstituer l'état général. La médication de Challes pourvoit à ces indications par la nature énergique de son agent et par l'appropriation spéciale de ses moyens d'application. La fétidité disparaît promptement ; les sécrétions deviennent plus fluides et moins adhérentes, elles diminuent consécutivement ; mais la muqueuse ne se modifiant que très lentement, plusieurs cures sont nécessaires, sans préjudice des soins que la maladie réclame dans leur intervalle.

Nous serons bref en ce qui concerne la *syphilose pharyngo-nasale*, dont nous avons rapporté deux observations à l'article consacré à la syphilis considérée comme maladie générale.

Nous l'observons souvent à Challes, comme manifestation d'hérédo-syphilis tardive, chez de jeunes sujets qui nous viennent avec l'étiquette de scrofule, et compliquée d'un état cachectique plus ou moins prononcé. Presque toujours, nous la voyons à la phase ulcérative de son évolution, exceptionnellement aux phases d'infiltration et de ramollissement, et alors dans des cas de syphilis ignorée qu'il importe beaucoup de dépister pour prévenir des complications regrettables. Aussi avons-nous toujours présent à l'esprit ce mot de Cozzolino que tout coryza (nous ajoutons : surtout s'il est unilatéral) doit être considéré comme suspect lorsqu'il est de longue durée et soumettons-nous à un examen minutieux et renouvelé les malades qui éveillent notre suspicion. Toute lésion syphilitique du naso-pharynx s'accompagne de catarrhe, et réciproquement il n'existe pas de catarrhe syphilitique en dehors de celui qui est causé par une lésion spécifique soit en préparation, soit effectuée, soit même guérie, car on voit le catarrhe se perpétuer au delà de la terminaison de la lésion, lorsque celle-ci a duré longtemps et qu'elle a entraîné des modifications permanentes de la muqueuse. Ce catarrhe se caractérise promptement par la purulence et par une fétidité particulière qui devient extrême, résiste aux lavages, etc., toutes les fois que le squelette est intéressé.

La syphilose pharyngo-nasale impose une intervention prompte et énergique par le traitement mixte que nous avons déjà fait connaître et par les moyens locaux appropriés. Il importe d'enrayer la maladie et de prévenir les graves désordres qu'elle occasionne : déformations du nez, perforations du voile du palais, de la voûte palatine, etc. Ce résultat est promptement obtenu, et alors commence la réparation, qui marche vite toutes les fois que les os ne sont pas atteints.

Sous notre climat et avec nos habitudes hygiéniques, le *catarrhe naso-pharyngien* ne revêt pas la fréquence et l'intensité qu'il acquiert en d'autres pays, l'Amérique du Nord par exemple.

Ordinairement consécutif à la propagation par continuité du catarrhe du nez ou du pharynx, il naît cependant aussi sur place. Il est occasionné souvent par des tumeurs adénoïdes et l'irritation de l'amygdale pharyngienne. Localisé dans la bourse de Meyer, il constitue une des formes de la maladie de Tornwaldt, affection qui n'est pas admise encore par tous les auteurs. Sa thérapeutique se confond avec celle du catarrhe du nez et du pharynx. Elle exige une application attentive pour atteindre certainement les surfaces, d'accès difficile, qu'elle est chargée de modifier par ses moyens topiques. Le succès est à ce prix.

2° *Maladies du pharynx*. — Dans un mémoire lu devant la Société d'Hydrologie en 1886 (1), j'ai étudié les maladies chroniques du pharynx que nous soignons et que nous guérissons à Challes. Les classant d'après la lésion anatomique, je les ai divisées en deux groupes. Dans le premier, l'irritation pathologique porte sur le tissu adénoïde de His, sans retentissement marqué sur les autres éléments de la muqueuse. La lésion qui en résulte établit une analogie complète entre les *tumeurs adénoïdes* et la forme d'angine à saillies volumineuses, sans troubles sécrétoires accentués, plus particulièrement propre aux lymphatiques et à qui nous réservons exclusivement le nom d'angine *glanduleuse*. Dans les autres formes, telles que les angines dites des herpétiques, des arthritiques, exsudatives,

(1) A. ROYER, *Annales de la Société d'Hydrologie médicale de Paris*, t. XXXI, 1886.

sèches, etc., les granulations, généralement petites et même quelquefois à peine visibles, ne sont qu'un épiphénomène dans l'évolution de la maladie. L'altération occupe l'épaisseur de la muqueuse, le tissu cellulaire sous-muqueux, les glandes, etc., et ses lésions sont celles d'une inflammation interstitielle dont l'évolution se fait en trois phases à chacune desquelles correspond une forme spéciale d'angine : *granuleuse, exsudative, atrophique*. L'indication primordiale dans le traitement des angines chroniques découle de leurs causes. Après avoir éloigné les causes efficientes provenant du régime, de l'hygiène, etc., il faut combattre la dyscrasie sous l'influence de laquelle s'est développée la maladie. Celle-ci se rattache d'une façon à peu près constante à une diathèse préexistante : lymphatisme pour l'angine glanduleuse, arthritisme pour l'angine interstitielle. D'autres indications sont fournies par l'affection elle-même. Elles se déduisent de son processus irritatif sous l'influence duquel se produisent : ici une hyperplasie adénoïde ; là un exsudat formant les éléments de néoformations contre lesquels la thérapeutique a prise aussi longtemps qu'ils sont à la période embryonnaire. A ces deux ordres d'indications constantes, il en faut joindre d'autres éventuelles et subordonnées à la participation primitive ou secondaire d'organes voisins, fosses nasales, oreilles, larynx et bronches. L'eau de Challes remplit également ces indications et assure de la sorte un traitement complet. L'effet consécutif à une première cure est pour le moins une atténuation très grande, mais fréquemment une disparition complète des poussées congestives et inflammatoires, inhérentes à la maladie qui se trouve ainsi enrayée pour un temps plus ou moins long. Deux cures, à une année d'intervalle, sont au moins nécessaires afin de produire une modification de l'état local et des dyscrasies existantes, suffisamment profonde pour mettre à l'abri de tout retour offensif. Lorsque la maladie est arrivée à la période d'atrophie, il n'y a plus à espérer que l'atténuation des symptômes.

La médication de Challes sera utilement conseillée pour les tumeurs adénoïdes de petit volume et pour l'hypertrophie en masse de l'amygdale pharyngienne. Les malades porteurs de tumeurs volumineuses seront opérés d'abord avant d'être envoyés à Challes. La cure aura le grand avantage de déterminer la résolution des hyperplasies persistantes, des reliquats de l'ablation toujours incomplète et de tarir le catarrhe qui accompagne ces lésions.

On lira dans mon travail sur les Angines des observations probantes de l'action des eaux de Challes se rapportant aux divers cas mentionnés dans cet article.

3° *Maladies du larynx*. — L'eau de Challes facilite l'émission et augmente la puissance de la voix; c'est une opinion qu'expriment les chanteurs qui en font usage. Elle s'adresse, à des degrés divers, aux trois sortes de laryngites : *catarrhale*, *syphilitique* et *tuberculeuse*.

Pour la *laryngite catarrhale*, l'indication est entière, que l'affection soit consécutive à une ou à plusieurs poussées aiguës, ce qui est le cas le plus favorable, ou à la propagation d'une des pharyngites dont nous avons parlé plus haut. Chez les lymphatiques à pharyngite *glanduleuse*, j'ai noté l'extension de l'inflammation au larynx 10 fois sur 44 cas, et alors sous forme de congestion et d'hypérémie occupant de préférence le vestibule du larynx. Les cordes vocales sont également atteintes. Plus ou moins rouges, elles offrent dans quelques cas une coloration gris-jaunâtre, avec apparence de mollesse dans les tissus qui peut éveiller la crainte d'infiltration tuberculeuse. Elles manquent souvent de ressort et sont quelquefois recouvertes par les supérieures gonflées et les empêchant de vibrer.

Chez les arthritiques à pharyngite interstitielle, la propagation de la lésion au larynx est plus fréquente encore. Les cordes vocales inférieures sont dépolies, ternes, arrondies sur leurs bords et n'arrivent pas toujours à un contact complet. Elles portent souvent des mucosités plus ou moins concrètes qui leur sont interposées. Rouges généralement ou par places, elles peuvent être inégalement atteintes. Enfin les éminences aryténoïdiennes sont carminées, surtout lorsqu'il y a de la toux, mais sans gonflement notable.

A ces lésions correspondent des altérations de la voix adéquates.

Lorsque la maladie est récente, la cure de Challes en a promptement raison; au cas contraire, le retour ad integrum passe par des phases d'amélioration successives subordonnées aux degrés de l'altération de la muqueuse. Les pulvérisations sont l'agent actif du traitement local. Ce n'est qu'après avoir dissipé l'hypérémie et la congestion par les pulvérisations à la vapeur, que nous faisons intervenir les pulvérisations par brisement.

Les déterminations laryngiennes de la syphilis sont de deux sortes. *A la période secondaire*, elles sont caractérisées par des lésions de surface, erythémateuses et toujours résolutives, qui donnent lieu à des troubles phonétiques et à un catarrhe quelquefois tenace et résistant au traitement spécifique. J'ai rencontré cette persistance chez des malades faisant abus de la parole, ou ayant des habitudes alcooliques. La cure de Challes en a toujours eu facilement raison.

A la période tertiaire les lésions peuvent atteindre toute l'épaisseur des tissus et ne sont plus spontanément résolutives. Le produit gommeux en est toujours l'agent actif. Il se rassemble en foyer ou s'étale en nappe et évolue suivant un double processus : nécrobiotique et scléreux. Il faut arrêter ses progrès avant qu'ils aient causé des désordres profonds et une sténose irrémédiable. L'indication d'une cure active est très pressante, car il y a danger non pas seulement pour l'organe, mais pour la vie de l'individu. Au cours de la saison 1888, dans un cas de syphilis ignorée, j'ai assisté à la résolution d'une gomme de la grosseur d'une noisette, localisée au voisinage de l'éminence aryténoïdienne droite et qui, quinze jours auparavant, avait failli motiver une opération sanglante.

La médication de Challes, quelque modérée que soit l'excitation qu'elle produit, sera, dans la *laryngite tuberculeuse*, administrée avec circonspection et seulement dans les cas bien déterminés que je vais dire. Presque toujours secondaire à l'envahissement du poumon, la phtisie laryngée ne doit intervenir comme motif déterminant d'une cure thermale que dans les cas où elle semble être primitive, ou bien lorsque, secondaire, les lésions pulmonaires sont restreintes. Aussitôt que celles-ci prennent de l'importance, la sienne se subordonne à leurs exigences. Malgré cette restriction, la marge de l'intervention par la cure de Challes est grande encore. Celle-ci entrera en action et donnera de bons résultats : alors que la maladie non encore déclarée pourra être jugée comme imminente à l'aspect de l'anémie de la voûte palatine et du larynx, de la mollesse des cordes et de tous les tissus, états favorables à la receptivité des germes infectieux ; quand l'infiltration tuberculeuse, effectuée et localisée à ses sièges de prédilection, ne donnera lieu qu'aux symptômes du catarrhe simple ; lorsque la lésion, arrivée à la période ulcérative, ne s'accompagnera pas de gonflement et de réaction trop marqués. Au delà de ce terme, il faudra généralement s'abstenir, la cure devenant impuissante à donner un résultat satisfaisant. On verra un exemple de ses effets à la lecture d'une observation commune aux deux phtisies pulmonaire et laryngée (page 65).

4° Bronchite chronique. Catarrhe bronchique. Emphysème. — Toute la catégorie des tousseurs est certaine de trouver à Challes un soulagement marqué, pour ne pas dire la guérison, depuis celui qui n'est encore qu'à l'état de susceptibilité de ses bronches vis-à-vis des agents atmosphériques jusqu'à celui qui, après avoir passé par une série de bronchites successives, est arrivé au catarrhe habituel et à l'emphysème. Challes agit dans tous ces cas d'une façon certaine, et je suis encore à voir un malade de cette sorte qui n'ait tiré profit même d'une seule cure. Ce ne sont pas seulement les propriétés anticatarrhales de l'eau de Challes qui entrent en jeu dans la circonstance ; je suis persuadé que ses qualités altérantes jouent un rôle plus important encore. La bronchite scrofuleuse si fréquente chez les enfants, le catarrhe des arthritiques si bien caractérisé par ses poussés congestives, celui des eczémateux qui coïncide ou alterne avec leurs manifestations cutanées guérissent parallèlement avec la maladie générale qui les entretient ou provoque leur retour. De tous ces malades que j'ai occasion de revoir, je reçois l'aveu que l'hiver qui a suivi leur cure s'est passé pour eux dans des conditions de bien-être inaccoutumées.

L'eau de Challes guérit l'emphysème des enfants consécutif à la coqueluche et à toute bronchite prolongée ; si elle n'a pas d'action curative sur celui des adultes, constitué à l'état de lésion définitive, elle en arrête certainement les progrès et peut même, par un usage répété, amender la respiration et la circulation au point de dissiper un état d'oppression et de cyanose habituel. En écrivant ces lignes j'ai devant les yeux l'observation d'un ancien client de la station que je suis depuis dix ans. Grand tousseur et arrivé à un état d'emphysème très avancé, il avait fréquenté sans succès toutes les stations indiquées : le Mont-Dore, Bourboule, etc., lorsqu'il essaya Challes en 1881. Il en éprouva un tel soulagement, qu'il y est revenu, depuis, chaque année. Le changement opéré dans sa santé équivaut actuellement à une sorte de résurrection.

La cure, pour être poussée aussi avant qu'il convient, doit être autant que possible faite dans une période de calme complet. L'eau en boisson et en inhalation en sont les facteurs essentiels.

5° *Tuberculose pulmonaire.* — L'indication *primordiale* de la médication de Challes dans la tuberculose pulmonaire peut être déduite de l'indication, admise et reconnue, de la même médication dans la scrofulose ; les deux états morbides étant de nature identique, naissant et se développant dans les mêmes conditions, et suivant un même processus de détérioration organique et de débilité. Il est logique d'admettre que la médication de Challes, qui convient à l'un de ces états, doit également convenir à l'autre. Cela est vrai *absolument*, aussi longtemps que la tuberculose est à l'état en quelque sorte latent, mais ne l'est plus que *relativement* lorsque la maladie s'est spécialisée par sa localisation particulière. Les indications tirées de l'état général cèdent alors le pas aux indications tirées de l'état local.

On fait à Challes avec plein succès le traitement préventif de la phtisie chez les sujets que l'hérédité, une débilité native ou acquise, des accidents pulmonaires antérieurs d'une nature suspecte semblent prédestiner à la maladie. Parmi de nombreuses observations se présente à mon esprit celle d'un jeune interne des hôpitaux de Paris. Récemment atteint d'une pneunomie du sommet qui avait évolué sur un terrain des plus défectueux, il donnait à son chef de service et à ses amis de grandes inquiétudes. Deux cures faites à Challes, à une année d'intervalle, le remirent absolument en selle.

Lorsque la phtisie est déclarée, la médication de Challes se recommande spécialement par la modération de son intervention et le peu de retentissement qu'elle occasionne soit sur l'état général, soit sur l'état local. Cette modération d'action est en opposition apparente avec la richesse de la sulfuration de l'eau, mais elle est bien réelle; je l'ai mise en relief plus haut (1), en cherchant à l'expliquer; elle est, du reste, constatée par les auteurs qui ont écrit sur la question (Bertier, Cazalis, Raugé). « Les eaux de Challes sont, en la plupart des cas, beaucoup moins excitantes que leurs rivales des Pyrénées, et elles ont l'avantage de ne pas produire sur l'appareil pulmonaire les réactions violentes, si fréquentes ailleurs (2)..... »

Leurs qualités eupeptiques sont non moins précieuses dans la circonstance. On sait l'intérêt qu'il y a à conserver l'intégrité des fonctions digestives chez les phtisiques. On sait, d'autre part, combien les troubles de ces fonctions sont fréquents et faciles à provoquer chez eux. Or un agent qui non seulement ne les occasionne pas, mais encore les répare lorsqu'ils existent, n'est-il pas un agent de premier ordre? « Je puis dire que, tandis que les eaux sulfurées des Pyrénées produisent sur certains intestins des effets débilitants, quelquefois désastreux, les sources de Challes sont admirablement supportées par les mêmes intestins (3). »

La cure de Challes procède sans éclat ni secousse, ne cause

---

(1) Voir le chapitre sur l'Action thérapeutique.

(2) Cazalis, *Eaux minérales de la Savoie*, Paris, 1880.

(3) Garrigou, *Etudes chimiques sur la source de Challes.* Chambéry, in-8°, 1875, p. 40.

pas de fièvre ni d'avivement des symptômes existants. Si elle
produit un peu d'excitation dans les premiers jours, elle est si
modérée, qu'elle est à peine perçue. Le plus souvent même ce
sont des effets de sédation que nous observons. Le travail réparateur s'opère par atténuation progressive. Il commence du
douzième ou quinzième jour par l'amélioration de l'état général et se continue pendant la durée de la cure et longtemps
après. Il restaure la santé délabrée, augmente les forces vitales.
tend à ramener l'organisme en dehors des conditions où se
développe la maladie, à le mettre à l'abri de nouvelles poussées,
à le soutenir et à l'aider dans la lutte qu'il soutient contre les
bacilles qui l'ont envahi.

Localement l'eau de Challes fait disparaître les congestions
et les engorgements autour des foyers. elle rend à leur fonction
les parties du poumon atteintes par le catarrhe périphérique,
agent d'extension de la maladie ; elle tend à ramener celle-ci à
sa simplicité. Dans la période de ramollissement, son action
résolutive restant la même, elle hâte l'expulsion des parties
nécrobiosées, modère la suppuration des surfaces ulcérées et
favorise le desséchement et la cicatrisation des cavernes.

Malgré la facilité de sa tolérance, la cure de Challes ne sera
prescrite que dans des cas bien spécifiés ; de préférence, dans
la phtisie scrofuleuse et dans la phtisie commune, à marche
lente, au premier et au second degré. Elle réussira d'autant
mieux qu'on l'appliquera à une époque plus rapprochée du
début et à une forme plus torpide, conditions permettant de la
pousser plus avant.

Elle est contre-indiquée chez les sujets excitables et à réactions vives ; chez les sujets disposés aux hémoptysies ; lorsqu'il
existe de la fièvre ; lorsque la lésion. déjà avancée, occupe les
deux poumons ; lorsque les intestins sont le siège d'ulcérations
tuberculeuses, et que le larynx est gravement atteint.

Je termine cet exposé par la relation d'une observation-
spécimen :

M. X..., 38 ans, cultivateur, natif du Jura, me consulte le 2 juin 1885.
Antécédents héréditaires obscurs ; personnels : fièvre typhoïde en 1874 ;
syphilis et blennorrhagie en avril 1884 ; à la suite, roséole, plaques

muqueuses à l'anus, abcès, fistule encore persistante ; en octobre 1884, toux sèche ; en décembre et janvier suivants : hémoptysies ; depuis, expectoration grasse, opaque et jaune. Orchite en avril.

Etat actuel : Apparence générale mauvaise ; amaigrissement ; matité sous-claviculaire gauche dans l'étendue de trois travers de doigt ; murmure vésiculaire affaibli ; râles muqueux ; craquements humides ; en arrière, du même côté, affaiblissement du murmure vésiculaire ; toux fréquente, surtout le matin, avec expectoration purulente.

Gonflement des éminences aryténoïdes ; œdème de la membrane inter-aryténoïdienne, recouverte de pus et ulcérée en son milieu ; cordes vocales rougeâtres, légèrement tuméfiées et granuleuses ; voix altérée dans son timbre et dans sa tonalité.

Rougeurs sur les piliers du voile du palais ; plaques muqueuses sur celui de droite ; syphilide papuleuse discrète sur le tronc ; palpitations fréquentes ; rien au cœur ; température : 38°,4 ; sueurs nocturnes ; appétit nul ; constipation.

Traitement. Début : par 24 heures, boisson 100 grammes, pulvérisation 10 minutes ; inhalation 25 minutes ; bain de pieds ; gargarismes ; friction avec 4 grammes d'onguent napolitain. Bien supporté ; température successivement à 38°,2 ; 38° ; 37°,5 ; 37° et cesse d'être prise. Doses progressivement élevées à 300 grammes boisson ; 20 minutes pulvérisation ; 50 minutes inhalation ; réveil de l'appétit, atténuation des lésions et des symptômes ; embonpoint gagné ; départ le 28 juin.

Nouvelle cure au printemps de l'année suivante. M. X... me consulte une seule fois pour la forme. Il me raconte que l'amélioration a continué sans interruption après son départ de Challes ; que ses forces sont revenues ; qu'il a travaillé au dehors pendant tout l'hiver ; qu'il ne tousse plus, n'a plus de sueurs, qu'il mange de bon appétit et qu'il se croit guéri. Un peu d'obscurité du son avec respiration soufflante au siège primitif de la lésion ; voix à peu près normale ; œdème et gonflement de la muqueuse laryngienne dissipés ; cordes encore un peu rouges, avec aspect dépoli.

6° *Adénopathie bronchique.* — La cure de Challes trouve dans cette affection l'occasion d'éclatants succès ; elle en constitue le traitement le plus complet qui se puisse faire, remplissant à la fois, et pour le mieux, les indications fournies par l'état général des sujets, par la lésion de la maladie, par le catarrhe trachéo-bronchique, et par l'emphysème, qui sont ses complications ordinaires. Maladie propre à l'enfance, sans lui être absolument spéciale, elle succède le plus souvent à la coqueluche, à la rougeole, aux bronchites prolongées. L'irritation de la muqueuse occasionnée par ces affections retentit sur les ganglions péri-bronchiques, les enflamme en nombre et à des degrés divers et chez les sujets prédisposés aboutit souvent à leur tuberculisation.

Je donne ces détails pour montrer l'intérêt qu'il y a à traiter les toux persistantes des enfants. En leur opposant de bonne heure la cure de Challes, on fera le traitement préventif de ces adénopathies dont le Dr J. Simon, dans ses conférences si inté-ressantes et si suivies, ne manque jamais l'occasion de démon-trer la fréquence et l'importance. Développées, elles constituent des agents d'irritation et de compression des organes voisins : nerfs, bronches, vaisseaux, etc., et sont l'origine d'accidents plus ou moins graves qui se traduisent le plus souvent par une toux particulière, quinteuse, rauque et coqueluchoïde, par des altérations de la voix, des accès de suffocation, etc. La toux est de beaucoup le symptôme le plus fréquent que nous avons à combattre. Lorsqu'elle résulte d'une adénopathie légère et simplement irritative, la cure de Challes en a quel-quefois raison avec une promptitude étonnante, et la supprime brusquement et d'un coup. Dans les cas plus graves, l'amélio-ration ou la guérison ne surviennent que dans les mois qui suivent la cure. Celle-ci doit alors être intensive et prolongée.

Mlle X... arrive le 4 août 1890 à Challes, où elle m'est adressée par les Drs Jousset et Chatellier, de Paris.

17 ans, bien constituée, apparence robuste. Antécédents, hérédi-taires : arthritisme, goutte, rhumatisme ; personnels : en 1881, scarlatine, qui a été le point de départ de tous les accidents actuels. Je trans-cris ici littéralement l'appréciation de l'état de Mlle X... par ses médecins. « Elle est atteinte depuis sept ou huit ans d'une toux opi-niâtre. Cette toux, d'après les sensations éprouvées par la malade, semble venir de la trachée, elle est incessante, tantôt sèche, tantôt grasse, rauque et revêt quelquefois le caractère coqueluchoïde. Jus-qu'à l'année dernière, le séjour au bord de la mer la faisait cesser ; actuellement, il est sans influence. Excepté cette année, où la malade est manifestement anémique, la santé générale est restée bonne, la poi-trine est large et l'embonpoint bien conservé. Les époques sont faibles et le sang très pale. Tout à fait récemment, il est survenu des accès de suffocation diurnes qui n'offrent pas les caractères de l'accès d'asthme. L'auscultation ne permet de constater aucun râle et aucun trouble dans

les bruits respiratoires. La percussion fait reconnaître *une zone de matité relative au niveau des racines des bronches du côté gauche.* L'examen laryngoscopique dénote l'intégrité du larynx et l'existence d'une trachéite caractérisée par des plaques de mucosités adhérentes aux parois de la trachée. »

Cure à Saint-Honoré, sans résultat. Depuis quelque temps, les accès de suffocation se rapprochent de plus en plus ; souvent, plusieurs se produisent le même jour ; chaque accès est précédé d'une douleur au siège de la matité interscapulaire. Alors la malade se couche sur le dos, la respiration s'accélère ; ses mouvements se rapprochent de plus en plus, se maintiennent quelque temps avec cette accélération, puis s'éloignent par progression descendante jusqu'au retour à l'état normal. J'ai vu un second accès succéder immédiatement au premier. Durée variable moyenne, 10 à 15 minutes. Pendant : pâleur du visage, yeux fermés, connaissance entière ; après : sentiment de courbature.

Toux actuellement incessante avec expectoration très abondante. Traitement : par 24 heures, eau en boisson, progressivement depuis 200 jusqu'à 800 grammes. Séance d'inhalation matin et soir. Pulvérisation pharyngienne chaude, bains de pieds. Dans les derniers huit jours, grands bains. Durée de la cure : 6 semaines. Résultats immédiats. Relèvement des forces ; anémie dissipée. Pas de modification bien notable de la maladie bronchique. — 15 mars 1891. J'ai revu récemment Mlle X... et ses médecins. Elle est actuellement guérie. Les accidents ont *complètement* cessé, la toux depuis le 15 *novembre*, les accès depuis le 10 *décembre* ; la santé générale est parfaite. Il ne reste que le besoin fréquent de rejeter par expuition des mucosités qui se forment en abondance dans l'arrière-gorge.

7° *Asthme.* — A considérer l'eau de Challes isolément, je la conseillerais sans réserve dans l'asthme, par la raison qu'elle réalise une médication absolument appropriée à cette dyscrasie de nature arthritique, à manifestations paroxystiques, catarrhales, nerveuses, cutanées, etc. L'eau de Challes, en effet, par son bicarbonate de soude, par son soufre, par son iodure, par son bromure pourvoit à la fois aux indications multiples de son traitement. Il y a malheureusement une ombre au tableau : le climat et la topographie de la région en sont les auteurs responsables. Quelques asthmatiques, surtout parmi ceux qui présentent la forme dite *nerveuse*, quelques asthmatiques, dis-je, respirent mal à Challes. Les uns ont un accès pendant la première nuit de leur séjour, souvent même avant d'avoir goûté à la source qu'il n'y a pas lieu d'incriminer, en aucun cas, et dès le lendemain retrouvent leur état habituel ; chez d'autres le malaise persiste pendant deux ou trois jours,[après lesquels se fait l'acclimatement ; enfin, dans les dix années que j'ai passées à Challes, il m'a été donné de voir trois malades obligés de lâcher pied après avoir inutilement lutté contre l'oppression. Tous les trois avaient un peu de catarrhe aigu contracté en voyage.

L'influence des lieux sur la production des crises est bien connue des médecins et plus encore des asthmatiques. Ceux de cés derniers qui savent y être sensibles, devront s'abstenir de Challes. Les autres ne pourront que bénéficier de la cure. On verra un exemple de ses effets dans une observation rapportée à propos de l'eczéma.

§ VI. Maladies de la peau

On est loin d'être d'accord sur la pathogénie des maladies de la peau. Un point de leur genèse, sur lequel il semble que l'entente devait être unanime, je veux parler de l'influence que l'état général exerce sur leur développement, n'est même pas admis pour tous. C'est ainsi qu'à Vienne et en Allemagne, on ne voit en elles que des affections purement locales, tandis que l'école française les considère, avec la plus juste raison, comme l'expression d'une cause diathésique. Il nous semble impossible, en effet, de refuser ce caractère à des maladies transmissibles par hérédité, persistantes par elles-mêmes, récidivantes spontanément, susceptibles de métastases et de complications viscérales. Mais ce n'est pas tout, ce principe admis, nos anciens maîtres diffèrent encore dans la manière de l'interpréter. Ainsi tandis que le professeur Hardy ramène l'expression morbide à un type unique, la dartre, type susceptible, du reste, de modifications suivant le terrain sur lequel il évolue, Bazin crée pour la même expression morbide autant de' types qu'il y a de diathèses susceptibles de lui communiquer leur cachet.

La doctrine actuelle de l'hôpital Saint-Louis, et, en particulier, celle de notre excellent et savant maître, le Dr E. Besnier, ne reconnaît plus que deux grandes causes générales des dermatoses, la scrofule et l'arthritisme. C'est celle que nous adoptons.

Nous avons établi précédemment comment la médication de Challes combattait ces deux dyscrasies, dans leur principe et dans leurs effets. Avec elle, l'indication causale du traitement des affections cutanées sera donc toujours remplie, qu'elle soit simple ou complexe par hybridité constitutionnelle.

Nous attachons une grande importance au traitement interne dans les dermatoses, et nous le poussons toujours aussi avant qu'il est possible. Nous savons qu'il n'a pas le rôle prépondérant pour la guérison *immédiate* des lésions existantes, mais nous avons la conviction profonde qu'il assure l'avenir. Son action ne peut se révéler d'une façon avérée pendant la cure; on ne modifie pas une dyscrasie en quelques jours; mais elle me paraît prouvée par les guérisons qui se produisent, après un certain délai, sans intervention nouvelle, alors que l'action du traitement local est épuisée, et que celle du traitement général a eu le temps de s'affirmer.

A cet égard, l'observation suivante est bien démonstrative. Elle concerne un malade arthritique atteint d'acné, d'eczéma généralisé, de bronchite chronique, d'asthme, et dont la guérison des lésions cutanées ne commence à se desssiner sérieusement que six mois après la terminaison de la cure.

M. X..., 60 ans, m'est adressé à Challes le 3 juillet 1888 par le Dr Malhéné, de Paris. Antécédents : une pleurésie, deux pneumonies, bronchites et maux de gorge fréquents. Sciatique.

Etat actuel : Acné inflammatoire disséminée sur joues, menton, dos; acné érythémateuse et fluente sur nez grossi ; eczéma depuis deux ans; premier placard sur région sous-maxillaire et parties antéro-latérales du cou, avec dermite superficielle et profonde, suintement, croûtes, folliculites, indurations multiples suites d'abcès; deuxième placard sur région inguinale droite; troisième sur jambe gauche variqueuse envahie totalement dans son tiers inférieur; placards disséminés sur jambe droite non variqueuse.

Palpitations, légère hypertrophie cardiaque, asthme. Appétit médiocre, lienterie habituelle.

Traitement : par 24 heures, boisson de 200 à 600 grammes progressivement; grand bain; pulvérisation chaude sur le cou; séance d'inhalation, pansement avec compresses imbibées d'eau minérale.

Pas d'incident. Atténuation des symptômes. Départ le 21 juillet. Retour le 8 août 1889. M. X... n'est plus reconnaissable et paraît guéri. Il a échappé à l'épidémie de grippe, et n'a eu, pendant l'hiver, qu'un rhume sans conséquence et pas d'accès d'asthme. Acné et eczéma à peu près terminés. Il ne reste qu'un petit placard sous le menton et un autre au bas de chaque jambe, à l'endroit où frotte le rebord du soulier. *La régression des lésions cutanées ne s'est accentuée sérieusement qu'à partir du mois de février.* La seconde cure achève la guérison.

Cette observation n'est pas isolée, et nous pourrions citer d'autres faits du même ordre. Notre croyance dans l'utilité du traitement interne est corroborée par la rareté des récidives après guérison et par l'absence des métastases. Aussi attaquons-nous les larges surfaces, depuis longtemps envahies, sans crainte de répercussion; l'atténuation de la cause marchant parallèlement avec celle de l'effet et les affections connexes s'effaçant au lieu de s'exalter.

L'utilité de la médication interne de Challes ainsi démontrée, je répète que c'est au traitement externe que revient, pour la plus grande partie, l'honneur des améliorations et des guérisons qui se produisent *pendant et immédiatement après la cure.*

La caractéristique de ce traitement est d'atténuer progressivement les lésions, sans les faire passer par des phases d'excitation et d'irritation. Ses moyens sont : les bains, dont nous dosons, en quelque sorte mathématiquement, l'activité, par une addition d'eau minérale proportionnée à l'effet substitutif que nous recherchons; les douches pulvérisées à la vapeur, spécialité de la station, que nous sommes en mesure d'appliquer sur toutes les surfaces atteintes, et dont les propriétés, à la fois sédatives et résolutives, sont absolument remarquables; les lotions et les applications au moyen de compresses, faites avec de l'eau minérale pure ou coupée d'eau simple.

Un effet du traitement que je dois noter particulièrement, c'est l'apaisement des démangeaisons dans les affections prurigineuses. Il est généralement constant et se produit quelquefois très promptement. C'est un résultat de grande importance parce qu'il supprime ou atténue un symptôme pénible et une cause toujours agissante d'entretien et d'extension de la maladie qui l'occasionne.

Ces préliminaires font pressentir les dermatoses qu'il convient d'envoyer à Challes. Nous réclamons toutes les *éruptions eczémateuses* localisées ou plus ou moins généralisées, suintantes ou sèches, lisses ou squameuses, impétigineuses ou papuleuses et lichénoïdes, simples, scrofuleuses ou arthritiques, avec la certitude de les guérir souvent, de les améliorer dans les autres cas et de ne les aggraver jamais. J'ai rapporté plus haut une observation d'eczéma arthritique. En voici une autre d'eczéma strumeux :

Elle concerne une jeune fille venue à Challes sur le conseil du professeur Grancher. Âgée de 16 ans, blonde, à tissu cellulaire abondant, de constitution strumeuse. Depuis son enfance, abcès froids successifs dont on constate les cicatrices adhérentes et enfoncées aux pieds, aux bras, à une main et à la joue droite. Elle porte encore deux fistules, l'une en haut et en dehors de la cuisse droite, l'autre au bas des reins. L'annulaire droit est atteint de spina-ventosa volumineux avec déformation coudée et suppuration fistuleuse. Eczéma séborrhéique remontant à quatre ans, ayant envahi la plus grande étendue du cuir chevelu et nécessité la coupe des cheveux. Ses squames, agglutinées avec la séborrhée, forment une sorte de carapace, d'un gris jaunâtre, qui, enlevée à l'aide de cataplasmes et de douches pulvérisées chaudes, montre le derme rouge et légèrement infiltré dans la généralité de son étendue, lisse, luisant et suintant au niveau de la bosse pariétale droite, siège d'une dermite plus intense et d'une alopécie relative. Démangeaisons légères.

Fonctions digestives bonnes. Règles en ce moment régulières.

Traitement : par 24 heures, eau en boisson, progressivement de 200 à 800 grammes, bain général. Douche pulvérisée chaude sur la tête et sur le doigt ; pansement pour la nuit, avec compresses imbibées d'eau minérale et recouvertes de taffetas ciré.

Très bien supporté, il est continué pendant six semaines ; pas d'excitation ; amélioration progressive de tous les symptômes. Au milieu de sa durée, sortie d'un drain de 10 centimètres, caché depuis deux ans dans le trajet de la fistule lombaire. Au départ, santé générale excellente, fistules fermées, doigt cicatrisé, cuir chevelu ne desquamant plus et revenu à peu près à son intégrité.

A tous les eczémas précédemment cités, je dois en ajouter un que j'ai eu à plusieurs reprises occasion de soigner avec succès : c'est celui qui survient chez les femmes prédisposées, à l'âge de la ménopause.

Considérant maintenant les eczémas relativement à leur sièges et les énumérant suivant leur fréquence à Challes, je dirai que les éruptions que nous traitons le plus souvent sont celles de la tête, principalement des oreilles et du cuir chevelu, puis les éruptions des plis articulaires, des jambes, du tronc, de la vulve, de l'anus, du périnée, etc.

Après les eczémas, ce sont les acnés qui nous fournissent le contingent le plus nombreux. Dans leur groupe, trois espèces relèvent surtout des eaux de Challes, ce sont l'acné ponctuée, l'acné inflammatoire et l'acné rosacée.

Les deux premières sont rarement isolées et à l'état de pureté. Ayant le même siège, front, joues, nez, menton, thorax en avant et en arrière, elles se compliquent le plus souvent. Il est rare, en effet, de ne pas rencontrer dans l'acné ponctuée, quelques glandes sébacées présentant des signes d'inflammation et même surmontées de petites pustules ; il est plus rare encore d'observer une acné inflammatoire, sans comédons. Du reste, cette dernière n'est presque jamais à l'état simple ; outre qu'elle se complique, aussi, de séborrhée, ses éléments sont, tout à la fois, des papules, des pustules avec ou sans induration, des cicatrices et même quelquefois des abcès péri-glandulaires. Elle mérite ainsi le nom d'acné polymorphe qui lui a été donné.

L'acné ponctuée et l'acné inflammatoire sont l'apanage du jeune âge. Leur évolution se fait en même temps que celle des organes génitaux, avec lesquels elles ont une relation indéniable. Elles atteignent de préférence les lymphatiques et les strumeux, et leur genèse, ainsi que l'a démontré le Dr Barthélemy, se rattache à des troubles préexistants des fonctions digestives.

Nous observons l'acné ponctuée, de préférence, chez des jeunes filles, qu'elle défigure lorsqu'elle est très développée, en donnant à la peau de leur visage un aspect granuleux, terne et sale. L'indication première est fournie par l'état général. Il faut modifier le terrain, ramener à leur intégrité les fonctions digestives dévoyées, et traiter la dysménorrhée si elle existe. Le lecteur sait, par tout ce qui précède comment la médication de Challes remplit les deux premiers points de cette indication complexe ; il verra à l'article suivant comment elle remplit le troisième. Les pulvérisations et les lotions chaudes sont les facteurs du traitement externe. Deux cures sont au moins nécessaires pour procurer un résultat satisfaisant.

L'acné inflammatoire simple ou polymorphe nous est présentée surtout par des adolescents et des jeunes hommes. L'indication relative aux fonctions digestives et à l'état général, restant la même que dans le cas précédent, l'intervention locale devient beaucoup plus active. Il n'y a pas seulement, en effet, des troubles de sécrétion à corriger, mais des foyers d'inflammation à éteindre et des exsudats à résorber. Proportionné à la profondeur de la lésion, il agit surtout par les pulvérisations, auxquelles on donne la plus grande énergie lorsque les éléments reposent sur des bases indurées.

L'acné rosacée, maladie de l'âge adulte, propre aux deux sexes, mais plus fréquente chez la femme, se rattache chez elle à des troubles utérins ou à des perturbations nerveuses et digestives. Une hygiène défectueuse en est plutôt la cause chez l'homme. Chez l'un et l'autre, une affection nasale, le catarrhe hypertrophique principalement, peut, par action réflexe ou par gêne mécanique de la circulation de l'organe, être l'occasion de ses premières manifestations sur la peau du nez. Elle est à peu près constamment une expression d'arthritisme pur ou bien d'hybridité constitutionnelle dont il est l'élément le plus important. Le nez, les joues, le front sont ses sièges de choix. Son évolution se fait en trois phases : la première, congestive, erythémateuse et séborrhéique : notre observation, page 70, en donne une représentation pour les phénomènes du nez ; la seconde, inflammatoire ; la troisième, télangiectasique et hypertrophique.

Le Dʳ Brocq, dans son ouvrage si instructif sur le Traitement des maladies de la peau, pose ainsi les indications de la cure de la couperose par les eaux minérales : « Au point de vue constitutionnel, ce sont surtout les eaux alcalines... ; au point de vue local, ce sont les eaux sulfureuses *fortes*... que l'on emploie. »

L'eau de Challes est la *seule* qui puisse fournir ce traitement complet, parce qu'elle est la seule qui réunisse, par un heureux privilège, les deux qualités recommandées.

Elle est, en effet, l'eau sulfureuse la plus forte connue et nous avons suffisamment signalé, à propos de l'arthritisme, le rôle de son alcalinité, pour n'avoir pas à le faire valoir à nouveau.

La médication sera appliquée le plus tôt possible, pendant les périodes érythémato-congestives et inflammatoires et avant que la longue durée de la maladie ait déterminé des lésions variqueuses et hypertrophiques accentuées, auquel cas le traitement chirurgical doit intervenir.

La cure de Challes guérit l'ichtyose autant que l'on peut guérir cette infirmité congénitale, c'est-à-dire qu'elle rend à la peau sa souplesse et qu'elle lui restitue un épiderme normal, mais qui ne demeure persistant qu'à la condition de soins consécutifs. Il y a intérêt à traiter l'ichtyose de bonne heure, la difformité ayant tendance à augmenter par l'atrophie progressive de la peau et surtout de ses glandes sudoripares et sébacées.

Nous voyons peu de psoriasiques à Challes et ceux qui nous arrivent présentent les variétés discrètes : punctata, guttata et se trouvent bien de la cure. J'ai soigné cependant un psoriosis inveterata, datant de trente ans, héréditaire et occupant sur de larges surfaces le cuir chevelu, les coudes, les avant-bras, les mains avec déformation des ongles, les genoux. Je crus devoir associer dans ce cas, au traitement hydriatique, la liqueur de Fowler à la dose maximum de vingt-quatre gouttes par jour. Le résultat fut excellent et le malade, après un séjour de trois semaines, partit à peu près guéri ; la peau des endroits envahis conservait seulement un aspect plus foncé. N'ayant pas eu depuis occasion de répéter cet essai, je donne ce fait isolé pour ce qu'il vaut.

Les résultats satisfaisants que nous avons obtenus dans

quelques cas de prurigo de Hebra, prurigo ferox, que nous avons eu à soigner, nous engagent à recommander la cure de Challes, dans cette maladie à peu près inguérissable qui prend sa victime au jeune âge et la poursuit souvent pendant la vie entière.

L'apaisement du prurit, l'affaissement des papules, la disparition des dermites intenses développées par le grattage, le retour du sommeil, en plus l'amélioration de complications bronchiques et le relèvement des forces chez un jeune sujet épuisé, tels sont les effets immédiats que j'ai constatés à la fin de chaque cure. Se sont-ils accentués et combien de temps ont-ils duré ensuite? Je ne puis répondre à ces questions n'ayant pu prolonger au delà mon observation.

§ VII. Maladies des organes génito-urinaires

Ce sont surtout les affections utérines que nous avons en vue dans cet article, que nous terminerons par quelques mots relatifs à la cystite et à la blennorrhée.

Métrite chronique. — La nature de ce travail ne me permettant pas de trop longs détails, je comprendrai sous la dénomination de « métrite chronique » les lésions suivantes : catarrhe, rosions, ulcérations, métrite parenchymateuse, déplacements consécutifs à l'augmentation de volume et de poids de l'organe.

La cure de Challes s'adresse à la métrite simple, scrofuleuse, arthritique; mais son indication se subordonne à la façon d'être de la métrite elle-même. Elle est maintenue dans son intégrité toutes les fois que la métrite revêt un caractère tranquille et qu'elle évolue sans déterminer de grandes réactions générales et locales. Les manifestations dyspeptiques, primitives et secondaires, qui entraînent avec elles l'asthénie, la débilité ne font que la confirmer; il en est de même des manifestations prurigineuses liées quelquefois à la forme arthritique.

Elle cesse, au contraire, d'être maintenue lorsqu'il existe un état nerveux, général et local, avec accidents névropathiques, névralgies sympathiques et réflexes, douleurs dans le bas-ventre, état sub-inflammatoire de l'organe, disposition aux poussées congestives et tout symptôme pouvant faire craindre un retour à l'acuité.

En même temps que par son action altérante et reconstituante elle dégage la métrite de la cause générale qui l'influence, la médication de Challes s'exerce sur l'affection elle-même par triple action : révulsive, en favorisant l'énergie circulatoire périphérique ; substitutive, par contact avec toutes les lésions de surfaces accessibles ; résolutive, enfin, des hyperplasies développées dans le parenchyme de la matrice elle-même, et dans les lymphatiques de la région plus ou moins intéressés.

Les moyens de la médication sont l'eau en boisson ; les bains, auxquels nous attachons la plus grande importance et dont l'action sur l'organe est favorisée par un spéculum fenestré que la malade garde pendant leur durée ; les douches générales, à température élevée, lorsque nous recherchons l'action révulsive, froide, lorsque nous recherchons des effets toniques et reconstituants. Enfin, nous recourons aussi parfois aux applications d'eau minérale faites sur le bas-ventre au moyen de compresses. Dans la métrite absolument torpide et toutes les fois que nous voulons augmenter l'activité du bain, nous établissons, pendant sa durée, une irrigation locale avec de l'eau minérale à un degré de sulfuration et de température délibéré et toujours à une très faible pression. Nous bannissons de notre pratique tous les moyens violents, surtout ceux qui s'exercent localement, tels que douches vaginales, hypogastriques, etc. Nous bannissons également les cautérisations et toute intervention directe, ressortissant, selon nous, au médecin ordinaire et nous nous renfermons dans notre rôle d'hydropathe.

La métrite chronique, surtout lorsqu'elle est parenchymateuse, est une maladie longue à guérir. L'action bienfaisante d'une première cure se traduit par la restauration de l'état général et par une atténuation plus ou moins grande des symptômes. La résolution est consécutive. Commencée à la source, elle se continue sous l'impulsion communiquée, et s'achève par des soins consécutifs auxquels l'organe devient plus sensible, et par un nouveau retour à la station, qui nous est presque toujours assuré par le bien-être éprouvé.

Péri-métrite. — Abcès des ligaments larges. — Ces dénominations s'appliquent à des états qui, lorsqu'ils se présentent à nous, se traduisent par un complexus identique caractérisé par un empâtement plus ou moins considérable du tissu cellulaire pelvien, avec ou sans noyau d'induration sensible, avec ou sans suppuration, dans lequel l'utérus, quelquefois l'ovaire, se trouve plus ou moins englobé et immobilisé. Presque toujours suites de couches, ils se perpétuent souvent, en éprouvant parfois des retours d'acuité. C'est avec ces états qu'ils convient d'agir avec prudence et mesure dans l'application des moyens de la médication, sous peine de réveiller un travail inflammatoire mal éteint. Mais c'est dans ces états aussi qu'on obtient les résultats les plus brillants. C'est ainsi que j'ai vu, pour ne citer que ce cas, deux cures amener la guérison d'un abcès du ligament large gauche, ouvert dans le rectum, et rétablir complètement la santé d'une jeune femme gravement compromise par la longue durée des accidents dont le début remontait à plus de cinq ans.

Leucorrhée, pertes blanches — Nous considérons ici la leucorrhée en dehors de toute lésion, autre qu'une irritation sécrétoire des muqueuses utéro-vaginales, donnant lieu à un écoulement transparent, albumineux et alcalin lorsqu'il vient de la matrice ; lactescent et acide, et, dans quelques cas rares, purulent et fétide, lorsqu'il est vaginal ; à caractères mixtes, lorsqu'il provient de l'un et de l'autre organe. Intermittent et se montrant alors avant et après les règles ; ou bien permanent, il est presque toujours lié à un état général défectueux, chloro-anémie, lymphatisme, scrofule, arthritisme, et peut donner lieu, surtout dans ce dernier cas, à des irritations vulvaires prurigineuses, et, lorsqu'il est abondant, à l'aggravation de l'état général dont il émane. La médication de Challes en triomphe promptement par son action reconstituante, par son action topique substitutive et anti-parasitaire et par ses qualités alcalines. Elle neutralise l'acidité de la sécrétion vaginale et détruit les organismes inférieurs que celle-ci renferme en grand nombre. Les irrigations vaginales sont particulièrement indiquées en pareil cas.

Je rapporte brièvement la guérison remarquable, obtenue en quelques jours, d'une leucorrhée exceptionnelle par son intensité et ses caractères.

Le 7 août 1885, Mme X... m'est adressée par le Dr Moissenet, médecin honoraire de l'Hôtel-Dieu de Paris, avec les renseignements suivants : « Mme X... est atteinte, sur un fond d'arthritisme, d'un flux utéro-vaginal abondant, jaune verdâtre, d'une odeur extrêmement fétide. Cet état dure depuis janvier 1882 ; il est survenu à la suite d'un premier et unique accouchement. Aucune lésion de l'utérus, ni du vagin. Nous comparons cette sécrétion fétide à celles que l'on observe souvent aux pieds, ou dans la gorge et le nez, chez des sujets arthritiques et goutteux. Tous nos remèdes, généraux et locaux, internes et externes, ont échoué jusqu'à ce jour. Tarnier, l'accoucheur de Mme X..., pas plus que moi, n'est d'avis de faire aucune opération pour combattre ce mal, qui est l'expression de l'arthritisme, etc. »

Traitement : 400 grammes d'eau en boisson. Bain chaque matin avec irrigation vaginale pendant sa durée ; injection l'après-midi. Ecoulement progressivement et complètement tari au douzième jour. Départ au vingt-deuxième. Mes derniers renseignements sur Mme X... remontent au 1er mai 1887. A cette date, son écoulement n'avait pas reparu et sa santé était bonne.

Dysménorrhée. — Elle n'est à proprement parler qu'un symptôme, un trouble de la fonction menstruelle se rattachant soit à une lésion de l'utérus, soit à un état constitutionnel.

C'est surtout dans cette dernière classe de dysménorrhées et chez des jeunes filles traversant les premières années de la menstruation que nous avons eu occasion de constater les effets brillants, quelquefois très prompts, de la cure de Challes, et de voir des règles absolument silencieuses succéder à des

époques douloureuses, et même compliquées de vomissements. Chose remarquable, toutes ces jeunes filles étaient des
lympho-arthritiques, nées de parents goutteux et rhumati-
sants et présentaient déjà elles-mêmes des manifestations
eczémateuses. La cure de Challes augmente, au contraire, les
accidents dysménorhéiques se rattachant à une atrésie du
canal cervical de l'utérus. Elle est, par conséquent, contre-
indiquée dans ce dernier cas.

En terminant cet article, signalons la *cystite chronique*, le
catarrhe vésical et la *blennorrhée* parmi les indications éventuelles de la cure de Challes.

§ **VIII**. Maladies des organes digestifs

Je ne dirai que peu de chose des maladies des organes
digestifs, dans lesquelles les eaux de Challes interviennent le
plus souvent à titre secondaire, la syphilis bucco-pharyn-
gienne, les hypertrophies amygdaliennes, les pharyngites
chroniques, dont il a été parlé plus haut, mises à part. Je dois
cependant tirer de pair la glossite épithéliale superficielle et la
leucoplasie bucco-linguale. La cure de Challes non seulement
fait disparaître en très grande partie, le revêtement laiteux
propre à cette dernière affection, qui a souvent l'épithéliome
pour aboutissant, mais elle calme l'irritation des surfaces
envahies et leur rend leur souplesse. Je l'ai vue résoudre une
petite induration sur le bord droit de la langue chez un leuco-
plasique à qui le professeur Bœckel, de Strasbourg, avait précédemment enlevé un noyau épithélial reposant sur le même
siège.

Ceci posé, je rappellerai les qualités eupeptiques et toniques
des voies digestives que possède l'eau de Challes, et son action
curatrice de la dyspepsie des arthritiques et des dyspepsies
acides et flatulentes.

Elle régularise également la digestion intestinale. Elle
coupe court aux gastro-entérites diathésiques, aux lienteries ;
elle arrête les diarrhées essentielles des phtisiques.

Dans les maladies du foie, ses bons effets s'exercent dans les congestions et les hépatites chroniques consécutives à de longs séjours aux pays tropicaux, et dans la lithiase biliaire. Je l'ai vue aussi guérir une cirrhose hypertrophique de nature alcoolique, compliquée d'un lymphadénome axillaire avec œdème du bras correspondant.

Enfin l'eau de Challes est aussi appliquée aux engorgements paludiques de la rate et à la cachexie qui les accompagne.

§ IX. Goître

La présence de l'iode dans les eaux de Challes a, dès les premiers temps de leur découverte, engagé les médecins des contrées limitrophes où le goître existe à l'état endémique, à en faire l'essai dans cette maladie. Le Dr Mottard, de Saint-Jean-de-Maurienne, a poursuivi ces tentatives, depuis 1846, sur une très grande échelle. En juin 1848, il écrit : « Je n'ai pas essayé sur des cas isolés, mais bien sur plus de cent, et le succès est le même partout. Bien entendu qu'il faut plus de temps pour faire disparaître un gros goître qu'un petit, un dur qu'un mou ; mais, avec un peu plus ou un peu moins de temps, on est toujours sûr de la réussite. »

Aux affirmations du Dr Mottard, je pourrais joindre celles des Drs Laboré, Martinet et Baelen, qui ont aussi appliqué avec succès la médication de Challes dans de nombreux cas de goître (les deux derniers, médecins militaires, sur de jeunes soldats de la garnison de Chambéry), et diverses observations publiées dans : *Documents et Correspondances*. Chambéry, 1865.

Depuis dix années que j'exerce à Challes, aucune saison ne s'est passée sans que j'aie traité plusieurs hypertrophies thyroïdiennes. D'après mon expérience personnelle, le goître parenchymateux guérit seul à Challes, et cela d'autant plus facilement qu'il est plus récent et plus mou. Lorsqu'il est très ancien et dur, au point de faire croire qu'il est devenu fibreux et lorsqu'il a subi la dégénérescence calcaire, la cure est inefficace. Il en est de même lorsqu'il est kystique. Un goître de petit volume et récent peut disparaître à la suite d'une seule cure. Pour peu qu'il soit volumineux, deux saisons sont au moins nécessaires. Le traitement doit toujours être intensif et bien guidé. A l'eau donnée en boisson et à fortes doses, j'ajoute des applications au moyen de compresses, des douches pulvérisées locales, et quelques bains généraux.

Il est rare que la résolution se fasse pendant la durée de la cure. Elle ne commence qu'après et se continue longtemps ensuite. Je n'ai vu qu'une fois, et dans le cas suivant, la guérison se produire sous mes yeux.

M. X... arrive le 25 mai 1888 à Challes, où il m'est adressé par le Dr Ch. Fauvel, pour un goître suffocant. Agé de 56 ans, né à Paris et sans antécédents héréditaires, M. X... s'est aperçu de son mal, il y a dix-huit mois, à l'occasion de gène respiratoire. A l'examen, je constate une tumeur du volume d'une très grosse noix, allongée verticalement et développée sur le lobe gauche du corps thyroïde. Cette tumeur descend derrière la clavicule, elle ne devient apparente et ne peut être saisie dans sa totalité qu'à l'occasion d'un mouvement de déglutition. Sa consistance est demi-dure. Lorsque M. X... est au repos, la respiration est normale; oppression et cornage à l'occasion de tout effort, et quelquefois spontanément pendant la nuit.

Traitement : eau en boisson, progressivement de 400 à 1200 grammes par 24 heures. Douche pulvérisée. Compresses. Grands bains et bains de pieds. Au douzième jour, je constate une légère diminution de volume; au vingt-quatrième, la veille du départ, la résolution est à peu près complète et la respiration se fait librement.

Les choses se passent le plus souvent comme dans l'observation suivante :

Mlle X..., envoyée à Challes par le Dr Féraud, de Paris, le 28 juillet 1887.

Agée de 15 ans. Bonne santé. Sans antécédents héréditaires. Réglée à 13 ans. Début du goître à cette époque. Hypertrophie à peu près uniforme de la totalité du corps thyroïde (lobe moyen et lobes latéraux), presque doublé de volume et constituant une difformité très apparente. Consistance demi-dure.

Eau, de 200 à 1,000 grammes par jour, etc. Traitement continué pendant 25 jours. Pas de changement appréciable au départ.

Retour le 17 juillet 1888. Je constate que le goître a diminué au point que M¹ le X... paraît ne plus avoir qu'un cou fort, avec légère saillie à sa partie inférieure. La seconde cure, poussée avec la même activité que la première et pendant le même temps, achève la guérison.

TABLE DES MATIÈRES

22171. — PARIS, IMPRIMERIE F. LEVÉ, RUE CASSETTE, 17.